정밀저탄 & 주기단식을 통한
당뇨탈출

정밀저탄 & 주기단식을 통한

당뇨탈출

최연국 지음

Escape from Diabetes
by Precision Low-carb
& Periodic Fasting

정밀당뇨관리를 위한 근거 중심 길잡이
An Evidence Based Guide for Precision Diabetes Care

정밀당뇨관리

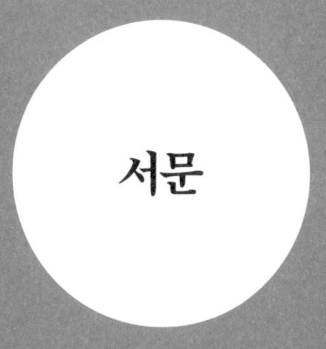

Escape from Diabetes
by Precision Low-carb
& Periodic Fasting

꿩 잡는 게 매다. 본능도 있겠지만 날카로운 눈, 정확한 기술, 반복된 숙련을 통해 길러진 사냥능력이 있어야 꿩을 잘 잡는 매가 된다. 비유하자면 당뇨에 대해서 필자는 꿩을 잘 못 잡는 매였다. 당뇨가 있는 환자분들을 별로 심각하게 생각하지 않았던 탓도 있었던 것 같다. 현대의학이 잘 해결하고 있는 줄로 착각하고 있었고, 그냥 약을 잘 드시고 관리하시라고 했다.

한편, 인간의 다름과 질병, 그리고 음식을 연구하고 치료하는 의료인으로서 1, 2, 3차 병원을 거쳐 해결방법이 없어 희망을 잃고 온 난치 환자분들께는 꽤나 꿩을 잘 잡는 매였다. 분류도 없는 4차 병원이라고 스스로 낙인 찍고 동료, 후배 의사들을 지도하고 경험을 나눌 때 역시 그렇게 여기기를 권하여 왔다. 꿩을 신기하게 잘 잡고 있긴 한데 방법이 그리 인정받지는 못하는 것이다. 위대한 스승을 만나 자전거를 타는 시대에 비행기를 타고 가는 방법을 배워 쓰니 이해를 구하기는 어렵다. 증명하거나 인정을 받기도 어렵다는 중간 결론이다. 자전거를 겨우 이해하는 사람들의 세계에서 비행기를 증명해보려 많은 시간을 써보았으나 한계가 많다.

다시 꿩 잡으러 돌아와야겠다고 마음먹었다. 빠진 고리와 같았던 당뇨를 확실하게 해결할 수 있는 의료인으로, 과거의 부족했던 방법을 보완해서 확실하게 꿩을 잡는 매가 되어 돌아왔다. 꿩, 매 타령 그만하고 본론을 말씀드리겠다.

당뇨는 병이 아니다. 평생 약을 먹어서 관리해야 하는 되돌릴 수 없는 질병이 아니라는 말이다. 무슨 중병에 걸린 것으로 오해 마시라. 땅이 꺼져라 한숨 쉬거나 눈물을 글썽일 이유도 전혀 없다. 그냥 포도당으로 전환되는 속도가 빠른 음식을 많이 먹어서 온 하나의 증상일 뿐이다. 특히 2형 당뇨와 그 아류들은 다 그렇다. 1형 당뇨는 다른 세계다. 따라서, 자신에게 유익하면서 포도당 전환 속도가 낮은 음식을 골라 규칙적으로 적게 먹기만 하면 확실하게 당뇨로부터 탈출할 수 있다. 아예 믿지를 못하거나 완전탈출의 체험을 하고도 흔들리는 사람들이 가끔 있기에 그와 관련한 지식들과 실제 당뇨탈출을 돕는 과정에서 일어나는 현상들에 대한 의과학적 근거들을 수집하여 묶은 것이 본 안내서이다.

  필자의 과거 이야기를 좀 드리겠다. 매일 100여 명의 환자를 감당하며 시간에 쫓겨 하루 3끼 식사를 허겁지겁하며 살았던 시절이 있었다. 자그마한 흰 쌀밥 한 공기를 급히 물이나 국에 말아 먹고는 식사시간이 1분도 채 안 걸리는 때가 매우 잦았다. 반복되는 일상 가운데 수년이 지나면서 몸이 풍선처럼 부풀어 올랐다. 급기야 체중이 30kg이 더해지니 퇴근길 야트막한 언덕에서 숨을 가쁘게 몰아쉬면서 불편함을 느껴야 했다.

  비상이 걸렸다. 혈액검사에서 지방간, 콜레스테롤, 중성지방, 당화혈색소 등 일제히 경계치를 훌쩍 넘었다. 운동을 못해서 그런가? 나에게 유익한 음식은 잘 골라 먹고 있는데 왜? 먹는 양이 결코 많지는 않은데? 여러 가지 복잡한 의문이 생겼다. 한방 재활의학을 전공한 아내의 도움을 얻어 음식을 다시 점검했다. 다행히 한방병원에서 비만 클리닉을 운영한 경험이 있어 영양학적인 조언을 많이 얻게 되었다. 그래도 한동안 풀리지 않는 의문이 남았고 해결점을 찾기 어려웠다. 여러 가지 실험에 돌입했다. 이미 오래전이라 다 기억나지는 않지만 다양한 지식들이 복합되며 체중과 식사에 대한 관찰을 하던 중 이상한 발견을 했다.

여느 때와 같이 조그만 공기에 밥 한 그릇을 먹은 다음날 아침의 체중과 비슷한 양의 아이스크림을 먹고 잰 체중을 불안하게 비교했더니 쌀밥 한 공기를 먹은 다음날 체중이 훨씬 더 올라가 있었다. 뭐지? 유지방이 많아 칼로리가 훨씬 높은 아이스크림을 먹은 다음날 체중이 덜 나간다? 몇 가지 경험을 바탕으로 필자의 음식에 대한 실험과 연구는 이때부터 본격적으로 시작되었고 6개월 후에는 20kg 정도의 체중을 덜어내고 모든 혈액검사 수치는 정상을 확인했다. 그렇게 출발한 것이 정밀당뇨식이요법(Precision Diet for Diabetes)의 시초이다.

이후 당뇨환자분들을 새로운 시각으로 보게 되었고, 그 이면에 얽힌 문제들과 해결방법들을 명확히 깨치게 되었다. 당뇨는 이미 90% 이상 쉽게 정복할 수 있는 대상이 되어 버렸다. 꿩 잘 잡는 매가 된 것이다.

스스로의 실천에 더하여 동료 및 후배 한의사들에게도 그 방법과 지식을 나누어 10여 년 이상 놀라운 성과들을 얻어오고 있다. 다만, 1차 진료에 한정되어 있다 보니 그 기록들을 충분히 확보하지 못하여 증거를 보여줄 방법이 부족하다. 이를 극복하기 위한 새로운 시도들을 시작했다. 편리하게 식사와 혈액소견들을 기록 및 수집하고 당뇨탈출의 고지까지 잘 안내하여 약물에서 벗어나 나에게 유익한 음식과 생활방법만으로 평생 건강관리를 잘 해 나갈 수 있도록 도울 디지털 기술들을 접목하고 있다. 이를 통합하여 정밀당뇨관리

(Precision Diabetes Care)라 이름하였다.

본 안내서는 그 출발에서 또는 잠시 쓰러지기도 하는 여정 가운데 길잡이 역할을 하기 위함이다. 의심이 들기도 하고 의지가 약해지기도 하여 고지 바로 앞에서 비틀거릴 때 버팀목이 될 것임을 확신한다.

다행히 필자와 거의 일치하는 경험들을 한 전 세계 다양한 분야의 의사들이 수년 전부터 활발하게 활동을 시작하여 혼자가 아님을 기쁘게 생각한다. 인간의 다름에 대한 분류와 그에 따른 음식의 구분이 없이 시행되어 나타나는 것으로 보이는 여러 부작용들에 대해 아직 많은 논쟁과 통일되지 못하는 의견들이 있다. 이런 전 세계 의료계의 흐름에 본 정밀당뇨관리 안내서가 이해와 통합의 지혜를 더해 줄 수 있기를 기대해 본다.

인간의 차이와 음식의 구분에 대한 깨우침을 전해주신 큰 스승 권도원 박사님과 현대의 생리와 병리적 적용에 깊은 영감을 항상 부어주시는 권우준 선생님, 인생의 새로운 시도와

도전을 할 때마다 건전한 걸림돌이 되어 지나침을 돌아보게 해주는 사랑하는 아내이자 동료인 이효정 원장에게 특별한 감사의 마음을 전한다.

2019년 12월
정밀당뇨관리 대표 **최연국** 한의사(한국)
R.TCMP/R.Ac.(ON, CANADA), Dipl. O.M.(NCCAOM, USA)

목차

서문 5

 당뇨 개요

당뇨는 어떤 질환인가? 21

인슐린은 무엇이며 어떤 역할을 하는가? 23

당뇨는 왜 걸리는가? 24

당뇨와 지방간, 고중성지방혈증, 고콜레스테롤혈증, 비만, 고혈압 등의
대사증후군 증상들이 동반되는 이유는 무엇인가? 25

과식의 기준은 무엇인가? 27

당뇨는 유전인가? 30

당뇨에 잘 걸리는 사람이나 생활습관이 있는가? 31

설탕을 많이 먹으면 당뇨에 걸리는가? 스테비아, 자일리톨, 꿀, 시럽 등은 어떤가? 33

당뇨에 좋다고 알려진 건강식품이나 특정음식을 집중적으로 섭취하는 것은 어떤가? 36

현미나 잡곡류를 주로 섭취하는 것이 더 나쁠 수도 있는가? 37

당뇨는 회복 불가한 질환인가? 38

오랜 당뇨와 약물의 장기 복용으로 췌장의 기능이 거의 멈춘 경우도
재생이 가능한가? 40

당뇨와 비만의 상관성은 어떠한가? 42

일부 선진국을 제외한 중후진국이나 아시아 국가들에서 당뇨가 폭증하는 이유는
무엇인가? 44

당뇨 진단과 합병

당뇨의 진단기준은 무엇인가? 49

당뇨전단계(Prediabetes)는 무엇인가? 57

혈당은 매일 체크해야 하는가? 57

혈당 체크는 언제까지 해야 하는가? 59

혈당과 함께 체중 체크를 하는 것이 중요한가? 60

체중 체크는 언제 하는 것이 좋은가? 61

공복당과 식후당의 차이는 무엇인가? 또한, 식후당은 잘 떨어지는데 공복당은 빨리 떨어지지 않거나 가끔 긴 공복 후 오히려 더 오르기도 하는 이유는 무엇인가? 62

당화혈색소는 무엇이고 언제 체크해야 하는가? 64

당화혈색소의 목표치는 얼마인가? 66

당뇨를 방치하면 어떤 위험과 합병이 있고 그 이유는 무엇인가? 68

합병이 이미 시작된 경우 되돌릴 수 있는 경우는 있는가? 71

합병을 예방하고 관리하기 위하여 혈당, 체중, 당화혈색소 외에 추가로 확인해야 할 정기적인 검사는 무엇이 있는가? 73

3장 당뇨 치료

현대의학의 치료방법은 무엇인가? 79

당뇨전단계(Prediabetes)나 예방적 차원에서 약물을 복용하는 것은 어떠한가? 81

약을 복용하는 것과 인슐린 주사 어느 쪽이 나은가? 각각의 부작용은? 82

약과 인슐린으로 당화혈색소를 낮게 유지하는 것이 더 유리하지 않은가? 84

당뇨가 있을 경우 콜레스테롤, 고혈압 약은 꼭 같이 복용해야 하는가? 86

현대의학의 치료방법으로 합병을 효과적으로 막을 수 있는가? 87

현대의학의 치료방법에 한계가 있다면 다른 대안은 무엇이 있는가? 88

식이요법만으로 당뇨를 완치할 수 있는가? 그렇다면 국제적인 사례와 연구는 충분히 있는가? 92

식이요법만으로 당뇨를 치료할 수 있는 이유와 과학적 근거는 무엇인가? 94

약물요법에서 식이요법으로 바로 전환, 병행요법 후 식이요법, 계속적인 병행요법 어느 방법이 가장 최선인가, 약물을 줄여 나간다면 효과적인 요령은? 96

단식(Fasting)과 극소식(Fasting-mimicking diet)은 당뇨 치료에 유리한가? 97

저탄수화물 고지방식, 일명 키토제닉 다이어트와 간헐단식이 유행하는데 당뇨 치료에 도움이 되는가? 99

가장 최선의 식이요법은 어떤 것인가? 101

정밀당뇨식이요법

정밀당뇨식이요법은 무엇이며 구체적인 방법은? 107

일반병원의 당뇨교실에서 알려주는 당뇨식이요법과 정밀당뇨식이요법의 차이는 무엇인가? 114

저탄수화물 고지방식, 간헐단식과 정밀당뇨식이요법의 차이는 무엇인가? **116**

당지수(Glycemic Index, GI)와 당부하지수(Glycemic Load, GL),
인슐린지수(Insulin Index)는 무엇인가? **118**

칼로리 제한과 당량 제한의 차이는 무엇인가? **122**

정밀당뇨식이요법에서 칼로리 계산은 전혀 고려하지 않는가? **126**

나에게 맞는 음식 종류는 어떻게 찾을 수 있는가? **128**

정밀당뇨식이요법을 시행할 때 음식의 양은 어떻게 측정하는가? **131**

극소식 시 배고픔을 극복하기 위한 방법은 어떤 것이 있는가? **134**

2형 당뇨의 경우 체중을 얼마나 줄이면 좋은가? **135**

마른 사람도 2형 당뇨가 있을 경우 체중을 줄여야 하는가? **138**

뚱뚱한 정상, 마른 사람의 2형 당뇨는 왜 그런 것인가? **139**

정밀당뇨식이요법을 얼마나 실천하면 효과를 볼 수 있는가?
회복 속도의 차이는 있는가? 그 이유는? **142**

장단기 정밀당뇨식이요법의 예후는 어떠한가? **145**

충분한 사후관찰 사례가 있는가? **147**

성공 사례와 실패 사례의 이유는 무엇인가? **148**

실패를 줄일 수 있는 대안은 있는가? **151**

언제까지 정밀당뇨식이요법을 시행해야 하는가? **153**

정밀당뇨식이요법을 통한 당뇨 관리 시 비용효과는 어떠한가? **154**

운동은 꼭 필요한가? 그렇다면 어떤 운동이 좋은가? **156**

혈당과 식이요법을 효과적으로 관리하는 도구나 방법이 있는가? **160**

후기 163
부록1 당뇨의 질병 분류에 대한 새로운 제안 **173**
부록2 Type별 식사법과 일주일 식단예시 **181**

1장
당뇨 개요

Escape from Diabetes
by Precision Low-carb
& Periodic Fasting

당뇨는 어떤 질환인가?

당뇨라는 말 자체는 소변에서 당이 나온다는 의미이다. 당은, 즉 포도당(glucose)을 의미하며 인체에서 뇌와 근육활동에 필수적인 요소이다. 하지만 어떤 이유로 체내에 저장되어 있는 포도당 성분이 과도하게 많아져 소변으로 흘러나온다는 것이다. 어쨌든 당뇨는 체내에 포도당이 비정상적으로 높아졌다는 것을 의미한다.

이름은 그렇지만 현대에 와서는 실제 소변으로 당을 체크하고 진단하지는 않는다. 혈액 속에 있는 당수치를 측정하여 고혈당증(Hyperglycemia) 또는 당뇨병(Diabetes)이라고 진단한다. 보통 공복 시, 즉 식사하기 30분 전 혈액 속의 당수치

(Fasting blood sugar, FBS)와 식사 후 2시간의 당수치(Post prandial 2 hour blood glucose, PP2)를 측정한다. 또한 포도당이 적혈구에 붙어 있는 비율을 재는 당화혈색소(HbA1c) 수치를 중요하게 확인한다.[1]

일반적으로 갈증이 많아지고, 자주 배고파지며, 소변을 자주 보는 등 3대 증상을 얘기하지만, 실제로는 지나친 피로감, 기분 저하, 체중의 급격한 증가 또는 감소, 시야 흐림, 잦은 염증 발생과 회복 지연 등의 증상이 반복되며 사라지지 않거나, 심지어 크게 자각증상을 못 느끼다가 건강검진 등을 통하여 우연히 알게 되는 경우가 흔하다.

비만과 많이 동반되는 2형 당뇨(Type2 Diabetes)가 가장 흔하고, 이는 인슐린의 분비가 충분하지 않거나 몸이 인슐린을 효과적으로 사용하지 못할 때 발생하는 것으로 알려져 있다. 또한 원인을 분명히 알기 어려운 1형 당뇨(Type1 Diabetes)는 아주 소수이나 아예 인슐린을 분비하지 못하는 상태로 알려진다. 그 외 임신과 동반되는 임신성 당뇨(Gestational Diabetes)와 췌장의 베타세포가 유전적 결함이 있어 매우 드물게 발생하는 단일유전인자 당뇨(Monogenic Diabetes)나 다른 질병이나 약

---

1) 구체적인 수치는 "2장 당뇨 진단과 합병" 참조.

물 등의 영향으로 인한 당뇨(Other specific types)[2] 등으로 분류된다.

인슐린은 무엇이며 어떤 역할을 하는가?

인슐린[3]은 췌장의 베타세포에서 분비되는 호르몬이다. 혈액 속에 있는 포도당을 근육, 간 그리고 지방 등의 세포로 이동시켜 에너지로 쓰이도록 하는 역할을 한다. 대부분 인체 내의 포도당은 음식의 섭취와 소화과정을 통해서 공급된다. 이때 지나친 공급이 이루어지면 췌장은 인슐린의 분비를 증가시켜 혈액 속에 지나치게 많은 포도당을 간이나 지방세포로 저장하게 하고, 반대로 음식의 섭취가 장시간 이루어지지 않아 오랜 배고픔 상태가 지속되면 간과 전신에 지방 형태로 저장되어 있던 포도당을 필요에 따라 분해하여 혈관 속에 포도당을

---

2) Diabetes Canada, 2018 Clinical Practice Guidelines, http://guidelines.diabetes.ca/docs/CPG-2018-full-EN.pdf 참조.

3) 인슐린의 발견에 관하여는 Dr. Younkuk Choi's ECM Eyes, Current Medical News Commentaries, p.57의 "Dr. Frederick Banting - Discovery of Insulin"참조.

일정한 정도로 유지하게 한다.[4]

당뇨는 왜 걸리는가?

이 질문에 대한 가장 단순, 정확한 답은 "많이 먹어서"이다. 거의 대부분의 2형 당뇨와 임신성 당뇨에 해당하는 답이다. 물론 1형 당뇨와 매우 드문 종류의 당뇨는 제외된다. 이 답을 보고 본 책자를 집어 던져버리는 사람이라면 당뇨탈출은 포기하시라. 보통 85% 이상이라고 알려져 있지만, 실제 임상현장에서의 경험적 수치는 90%가 훨씬 넘는 2형 당뇨에서의 직접적인 원인이 바로 '과식'이다. 과식에 따른 체내의 포도당 폭증에 대응하여 정상적으로는 인슐린의 분비가 증가하여 대처를 하게 된다.

그러나 지속적으로 이루어지는 과식에는 더 이상 인슐린이 정상적으로 반응하여 처리하지 못하게 되는 것이다. 따라서 혈액 중의 인슐린 농도는 충분함을 넘어 과도 (Hyperinsulinemia)하게 있으나 그것이 기능을 잘 못한다고 여기

---

4) National Institute of Diabetes and Digestive and Kidney Diseases(NIDDK), https://www.niddk.nih.gov/health-information 참조.

게 되고, 존재하는 인슐린을 몸이 제대로 이용하지 못한다고 2형 당뇨를 정의하게 되는 것이다.

현대의학에서의 인식과 같이 어떤 잘 모르는 이유에 의해서 췌장이 인슐린을 충분히 분비하지 못한다거나 분비된 인슐린이 제대로 역할을 잘 못해서 오는 현상이 아니다. 여전히 췌장과 인슐린은 열심히 일하고 있는 것이나 감당할 수 있는 한계 이상에 해당하는 포도당이 지속적으로 공급되는 것이 가장 큰 문제의 실체인 것이다.[5] 이러한 인식을 정확히 해두는 것은 당뇨탈출에 있어 매우 중요한 출발이 된다.

당뇨와 지방간, 고중성지방혈증, 고콜레스테롤혈증, 비만, 고혈압 등의 대사증후군 증상들이 동반되는 이유는 무엇인가?

과식을 통하여 인체 내부로 과도하게 유입되는 포도당은 인슐린의 작용에 의해 1차적으로 간의 표면에 지방 형태로 저장

---

5) 이에 대한 좀 더 자세한 mechanism적인 견해는 https://www.dietdoctor.com 에서 Dr. Jason Fung의 "Understanding and treating Type 2 diabetes"라는 video 참조. 필자의 오랜 임상경험 및 연구와 거의 일치하는 견해를 보이고 있다. 그러나 이에 대한 대처법에 있어서는 큰 차이가 있으므로 상세한 내용은 "4장 정밀당뇨식이요법" 참조.

된다. 그런데 지속적으로 과도한 양의 유입이 멈추지 않으면 간의 표면에 쌓이는 지방이 정상적인 범위를 넘어서게 된다. 이때 초음파로 확인하게 되면 지방간(Fatty Liver)의 진단을 받게 되는 것이다.

간의 표면을 창고로 비유하자면 1차 창고이자 매우 적은 양을 저장할 수 있는 창고다. 반면, 인체의 전신에 분포되어 있는 지방세포들은 매우 큰 2차 창고로서 과도한 포도당을 흡수하여 마치 비누거품처럼 지속적으로 그 크기와 부피가 증가하므로 전신의 몸은 점점 과체중(Overweight)을 넘어 비만(Obesity)으로 진행되는 것이다.

이러한 상황은 대개 체중이 지속적으로 증가하고 혈압이 상승하는 정도 외에는 특별한 자각증상이 없는 관계로 잘 인지하지 못하게 되는 경우가 많다. 이어서 저장되지 못한 지방은 혈관 속을 떠돌아 다니게 되어 중성지방(Triglyceride, TG)의 혈중 수치가 높아지게 된다.

또한 이 지방들이 단백질들과 결합하여 매우 작은 크기의 밀도가 높은 고밀도지단백(High-density lipoprotein, HDL)은 줄어들고, 크기가 크고 밀도가 낮은 순서대로 저밀도지단백(Low-density lipoprotein, LDL), 초저밀도지단백(Very low-density lipoprotein, VLDL)은 혈관 중에 많아지거나 혈관 벽에 침착하게 되는 것이다.[6] 문제는 이 상황 역시 표면적인 증상이 있는 단계는 아니다. 따라서 인지하지 못하고 지속적인 과식, 폭식이 이루어지면 아직 또는 더 이상 지방 형태로 변형되거나 다른 인자들과 결합하지도 못하는 포도당 자체가 혈관 내에 증가하게 되어 고혈당(Hyperglycemia), 즉 당뇨(Diabetes)가 되는 것이다. 이러한 일련의 과정들은 순차적으로 또는 동시에 나타나게 되고 장기간 지속될 경우 여러 가지 복잡한 합병증들을 일으키게 되는 것이다.

과식의 기준은 무엇인가?

많은 2형 당뇨환자들이 현재의 식사량과 방법이 당신의 몸에는 과식이 되고 있다고 하면 동의하지 못하는 경우가 많다. 이는 과식의 정의에 대한 인식부족이다. 과식은 상대적인 것이다. 옆사람보다 적게 먹는다는 등의 인식은 오류가 많다. 또한, 과식의 반대인 소식의 절대적인 양으로 하루에 몇 g이라

---

6) Marc-Andre Cornier, Dana Dabelea, Teri L. Hernandez, Rachel C. Lindstrom, Amy J. Steig, Nicole R. Stob, Rachael E. Van Pelt, Hong Wang, Robert H. Eckel, "The Metabolic Syndrome", Endocrine Reviews, vol. 29, Issue 7, Dec. 1, 2008, pp.777-822.

든가 하는 정해진 수치는 없다. 일단 고혈당(Hyperglycemia) 상황이 왔다는 것은 어떤 이유와 방법으로든 현재 몸 안으로 소화, 유입되는 포도당의 양이 뇌와 근육을 사용하여 소비하는 포도당의 양보다 절대적으로 많다는 단순한 산수계산의 결과이다.

다음의 세 가지 경우에 긍정적인 답이 나오지 않는다면 당신은 현재 과식하고 있는 것으로 판단해도 좋다.

첫째, 다음 식사 전에 충분히 배가 고파지는가 하는 것이다. 한 끼 식사를 하고 다음 끼 식사를 하기 전까지 그 양이 적든, 소비하는 활동량이 많든 어쨌든 다음 식사 전 30분에서 1시간 전에는 배에서 꼬르륵 소리가 날 정도로 배고픔이 있어야 한다. 그렇지 않고 그냥 때가 되어서 습관적으로 식사를 하고 있다면 이는 지속적인 과식을 하고 있다는 의미이다.

둘째, 규칙적으로 식사를 하고 있는가 하는 것이다. 규칙적인 식사는 체내에 규칙적인 양의 포도당 유입을 의미한다. 인체는 이러한 규칙성에 대해 매우 훈련이 잘 되어 있다. 최악의 상황을 대비하여 최소량의 저장만 하고 나머지는 규칙적으로 버린다. 반대로 불규칙성에는 매우 취약하다. 아니 매우 대비를 잘한다. 언제 다음 식사가 들어올지 예측하기 어렵기에 조금 들어오면 조금을, 많이 들어오면 많이 들어오는 대로 모두 버리지 않고 저장한다. 다음의 극한 기아상황을 대비해서. 따라서, 체내에서는 과식을 한 상황과 같이 많은 지방저장이라는 결과가 초래된다. 그래서 불규칙하게 좀 적게 먹는 사람은 규칙적으로 조금 더 많이 먹는 사람에 비해 체내에 저장되는 지방이 훨씬 더 많아진다. 고로, 적게 먹고 살이 더 찌는 억울함과 동시에 습관적으로 지속되면 당뇨를 포함한 다양한 대사 관련 질환들이 오게 되는 것이다.

셋째, 한 끼 식사에서 곡류[7]의 비율이 대략 1/4 이하인가 하는 것이다. 곡류는 대체로 체내에서 포도당으로 전환되는 속도가 가장 빠른 음식이다. 뇌는 불과 몸무게의 2% 정도이지만 유입된 포도당의 20%를 사용하고,[8] 나머지는 근육이 대부분 사용한다. 현대인의 생활은 과거에 비해 근육의 사용보다 두뇌의 사용이 훨씬 많아졌다.

곡류가 반 이상 차지하는 식품 권장기준은 근육을 많이 사용하던 농경과 수렵의 상황이나 육체노동자, 운동선수 또는

---

7) 당지수(Glycemic Index, GI)와 당부하지수(Glycemic Load, GL)가 높은 대표적인 음식으로 곡류를 예로 들었다. 상세한 해설은 "4장 정밀당뇨식이요법"에서 관련 부분 참조.

8) Mergenthaler, Philipp et al., "Sugar for the brain: the role of glucose in physiological and pathological brain function", Trends in neurosciences, vol. 36, Oct. 2013, pp.587~97.

끊임없이 가만히 앉아 있지 못하는 활동량이 많은 어린이들에게는 여전히 적합하다. 많은 현대인들의 일상에는 적합하지 않다. 곡류가 최소 1/4 이상을 차지한다는 것은 그만큼 체내에 과도한 포도당을 집중 공급한다는 의미이고 컴퓨터 앞에서 손가락 근육을 열심히 움직이는 것이 전부인 현대인에게는 역시 과식을 하고 있는 상황인 것이다.

당뇨는 유전인가?

당뇨가 유전되는가 또는 유전자로 인한 문제인가 하는 것은 아직 그 근거가 매우 빈약한 편이다.[9] 특히 2형 당뇨는 유전과 거의 관계가 없다고 보아도 될 정도이다. 즉 선천적인 문제가 아니라는 것이다. 후천적인 식습관의 문제가 실체인 것이다. 가족 간의 식습관이 유사하다 보니 마치 유전이 된 듯 보이는

---

9) Valeriya Lyssenko, Markku Laakso, "Genetic Screening for the Risk of Type 2 Diabetes", Diabetes Care, Aug. 2013, 36 (Supplement 2), S120~S126. American Diabetes Association(ADA)에 발표된 이 논문 저자들의 결론에 주목해 보시라. "Genetic testing for the prediction of type 2 diabetes in high risk individuals is currently of little value in clinical practice.(고위험군 환자의 2형 당뇨 예측을 위한 유전자 검사가 현재로서는 임상에서 거의 가치가 없다.)"

경우가 많을 뿐이다. 그러므로 이는 되돌릴 수 없는 문제가 아니라는 의미이다. 당뇨, 비만, 대사질환 등이 유발될 만한 잘못된 생활습관들[10]이 교정되면 충분히 되돌릴 수 있다는 말이다.

적어도 현재로서는 가족력이나 유전자로 인한 걱정은 하지 않아도 좋다. 본 안내서를 잘 활용하고 실천하면 미래에도 역시 전혀 걱정하지 않아도 되겠다는 체험과 확신을 가지게 될 것이다.

당뇨에 잘 걸리는 사람이나 생활습관이 있는가?

끊임없이 많이 먹고, 또는 비교적 적게 먹는 편이나 매우 불규칙하게 식사를 하고, 시간에 쫓겨 급히 밥, 국수, 라면, 빵, 햄버거, 샌드위치 등 거의 탄수화물로 이루어진 것 위주로 때우기 급급한 식생활이 일상인 사람들이 있다. 이러한 일상이 습관화되어 지속되면 당연히 당뇨를 피할 방법이 없다. 당뇨뿐 아

---

10) 잘못된 생활습관들 중 우선순위는 당연히 식습관이 제일이고 그 중요성은 다른 생활요법, 대표적으로 운동 등에 비하여 절대적 위치에 있음을 강조해둔다. 우선순위의 1, 2, 3, 4, 5위까지는 식습관이고, 6위쯤 운동으로 보아도 좋다. 자세한 내용은 "4장 정밀당뇨식이요법" 참조.

니다. 그 전에 비만과 고혈압, 지방간, 고콜레스테롤혈증, 고중성지방혈증 등 일련의 대사증후군 증상들이 먼저 올 수밖에 없다. 여기에 더하여 심폐운동이나 근육운동 등을 해본 지가 언제인지 아련한 사람들 역시 마찬가지이다. 간혹 운동을 매우 중요시하는 경우가 있다.

하지만 운동을 충분히 하지 못하더라도 당뇨가 오는 직접적인 이유가 되지는 않는다. 식사의 양과 규칙성, 그리고 자신의 활동량과 대사 속도 등에 따른 정밀한 영양비율을 실천하지 않는 사람은 누구라도 피해갈 수 없는 질환이 2형 당뇨이다. 역으로 식사법만 고치면 쉽게 탈출할 수 있는 문제이기도 하다. 가장 쉽고도 동시에 어려운 점이다.

또 한 가지 중요한 부분은 인간의 개체 차이에 기인하는 부분이 있다는 것이다. 소화력이 좋고 식욕이 넘쳐 늘 과식을 일삼는 사람이 있는 반면, 타고나기를 먹는 것을 귀찮게 여기거나 관심이 많지 않고 생존을 위해서 기본적인 섭취만 하는 사람이 있다. 늘 식욕이 넘치는 사람도 스스로 절제하면 당뇨를 피할 수 있지만, 본능만 따른다면 당연히 피하기 어렵다.

대체로 음식에 관심이 덜한 사람들은 비교적 과체중이나 당뇨가 올 확률이 매우 낮다.

드물게는 음식의 종류에 따라서도 다르다. 육식을 해야 하는 사람이 채식을 즐겨 한다거나, 닭고기 또는 매운 음식을 피해야 할 사람이 그러한 음식을 늘 섭취하거나 하면 2형 당뇨뿐만 아니라 1형 당뇨도 유발될 수 있다고 보인다.

보통은 체내 포도당의 폭증을 유발하는 음식의 양적인 문제를 절제하지 못하는 사람들이 가장 당뇨에 많이 걸리지만, 자신에게 좋고 나쁜 음식의 질적인 분별에 실패한 사람들 역시 장기적으로 호르몬 체계와 면역의 교란으로 1형 당뇨나 기타 극소수 드문 종류의 당뇨 등에 이를 수 있는 것으로 관찰된다.

설탕을 많이 먹으면 당뇨에 걸리는가? 스테비아, 자일리톨, 꿀, 시럽 등은 어떤가?

'많이'에 방점을 두면 Yes, '설탕'에 방점을 두면 No라고 할 수 있다. 설탕뿐 아니라 무슨 음식이든 '많이' 먹는 것이 당뇨를 일으키는 원인이 된다. 설탕 자체는 아무런 죄가 없다. 심지어 과거에는 동양과 서양을 막론하고 약이나 사치품으로 취급되기도 하였고 사람에 따라 유익하게 작용하는 경우도 많다.

우리가 일반적으로 먹는 설탕은 보통 사탕수수에서 정제한 자당(sucrose)이다. 이는 포도당(glucose)과 과당(fructose)이 결합한 것이다. 포도당(glucose)과 포도당(glucose)이 결합한 엿당(maltose), 포도당(glucose)과 갈락토즈(galactose)가 결합한 유당(lactose)과 함께 이당류(disaccharides)로 분류된다.

그러나 우리 몸의 세포들은 장내 효소들(enzymes)에 의해 분해된 단당류(monosaccharides)인 포도당(glucose)과 과당(fructose)에만 관심이 있다. 포도당은 에너지로 쉽게 전환되지만, 과당은 오로지 간세포들의 작용에 의해서만 에너지로 전환될 수가 있다. 따라서 많은 양의 과당(fructose)이 몸 안으로 들어오면 이를 에너지로 전환시키기 위하여 간이 엄청난 부담을 받게 된다. 액상과당(high fructose corn syrup)은 포도당보다 단맛이 훨씬 강하고 가격이 매우 저렴하다. 그러므로 식품업계에서 매우 다양하게 많이 사용하게 되어 그 섭취량이 폭증하게 되었다. 그 섭취량의 증가는 당연 당뇨와 대사질환 등과 밀접하게 연관되어 현재 많은 이슈가 되고 있는 것이다.[11]

단맛의 정도가 강하여 매우 소량을 사용해도 되는 스테비아나 포도당으로 전환되지 않는다는 자일리톨 등도 당뇨환

---

11) Ferris Jabr, "Is Sugar Really Toxic? Sifting through the Evidence", Scientific American, Jul. 15, 2013, https://blogs.scientificamerican.com/brainwaves/is-sugar-really-toxic-sifting-through-the-evidence/ 참조.

자에게 대체품으로 알려져 있으나 굳이 그런 것을 사용할 이유는 많지 않다. 꿀이나 시럽 종류 역시 그 자체가 당뇨를 일으키지는 않는다. 나에게 맞는 것인가 아닌가와 양의 절제만 주의하면 된다.

다소 복잡한 작용들을 설명하는 이유는 단당인 포도당과 이당류인 설탕의 영향 차이를 이해하기 바람이다. 어떤 종류의 당이 되었든 기본적으로 많은 양을 섭취하는 것은 당연 문제이다. 하지만 이러한 당 종류의 특성과 인간 개체의 차이로 인한 반응이 다르다는 것도 알아두어야 정확한 분별이 가능하다.

선천적으로 간의 기능을 강하게 타고난 사람은 설탕이나 심지어 액상과당이라도 적당히 섭취하기만 하면 간의 기능을 억제하는 효과로 건강이 증진되는 결과를 얻을 수 있다. 반면에 선천적으로 간을 약하게 타고난 사람에게는 포도당과 같이 간에 부담을 전혀 주지 않고 혈중에서 에너지로 쉽게 전환되는 물질 외에는 결과가 좋을 수 없다.

따라서 양적인 문제와 질적인 특성을 모두 고려하여야 설탕뿐만 아니라 당 종류와 당뇨, 대사질환 심지어 전반적인 건강문제까지 바르게 접근할 수 있는 것이다.

당뇨에 좋다고 알려진 건강식품이나 특정 음식을 집중적으로 섭취하는 것은 어떤가?

2형 당뇨는 과식에서부터 출발한다. 특히 탄수화물의 비율이 높은 과식이 주범이다. 물이 차서 넘치고 있는 컵에 물이 넘치지 않게 한다고 무엇인가를 더 넣으면 해결이 불가하다. 물을 더 이상 붓지 않아야 한다. 단순하다. 따라서, 당뇨에 좋은 음식이란 것이 있을 수 없다. 어떤 음식도 당뇨라는 상황에서는 줄이거나 빼는 것이 정답이다.

1형 당뇨는 다르다. 음식의 과도한 양이 문제인 2형 당뇨와는 달리 음식의 질적 불합리로 인한 자가면역 문제가 1형 당뇨를 유발할 가능성이 높은 것으로 짐작된다. 연구가 더 필요한 부분이다. 이 경우 역시 자신에게 맞는 음식의 종류를 먼저 찾는 것이 우선이다. 혹 당수치를 내려주는 효과가 충분히 검증된 음식이나 건강식품이 있다고 하더라도 반드시 자신에게 맞는 음식인지 아닌지 구분해야 한다. 자신에게 맞지 않는 음식이면 효과가 곧 부작용이 된다.

현재까지는 당뇨 완치의 뚜렷한 근거가 충분히 검증된 특정 음식이나 건강식품은 존재하지 않는다. 오히려 잘못된 정보로 전분덩어리의 건강식품을 잔뜩 복용하여 당수치가 더 올라가거나, 혈당을 내려준다는 효과가 조금 있다고 알려진 자신에게 해로운 음식을 섭취하다가 당뇨탈출에서 요원해지는 경우가 더 많다.

현미나 잡곡류를 주로 섭취하는 것이 더 나쁠 수도 있는가?

곡식의 껍질은 주로 섬유소이다. 현미는 겉껍질의 섬유소가 탄수화물의 소화와 포도당 전환 속도를 다소 늦추는 역할을 한다. 잡곡류들이 백미보다는 포도당 전환 속도가 좀 늦기는 하다. 하지만 결국은 전체 식사에서 현미든 잡곡이든 곡류의 비율이 높으면 당뇨에서는 문제가 된다. 간혹 현미가 당뇨에 좋다는 데 현혹되어 현미밥으로만 식사를 구성하는 경우를 본다.

어육류나 채소류를 제외하고 현미밥만 고집한다면 당뇨에 매우 해롭다고 할 수 있다. 절대로 당뇨에서 탈출하지 못한다. 자신에게 맞지 않아서 소화기 문제를 흔히 일으키기도 한다. 현미나 특정 곡류가 자신에게 잘 맞는 경우에 한하여 최대 20% 이내의 비율로 조절한다면 유익할 수 있다.

당뇨는 회복 불가한 질환인가?

90% 이상인 대다수의 2형 당뇨는 장기간 약물을 복용해왔든, 인슐린 주사를 맞고 있든 상관없이 회복 가능하다. 바른 식사법, 즉 양을 정밀하게 조절하여 소식하고 규칙적으로 식사하며 비율을 엄격하게 지키는 것이 핵심이다. 장기적인 효과를 위하여 자신에게 맞는 음식 종류를 반드시 분별하여 섭취해야 한다. 1형 당뇨의 경우 아직까지는 완치가 불가한 경우가 많다. 그러나 2형 당뇨에 적용하는 식사법을 병행하면 적어도 인슐린의 사용량을 대폭 줄일 수 있다.

약물이나 인슐린을 사용하지 않고 식사법을 바꿈으로써 당뇨를 완치할 수 있다는 개념은 매우 오래 전부터 산발적으로 있어 왔으나 최근 10여 년 사이 전 세계의 의료인들과 환자들 사이에서 상당히 인정을 받아오고 있다. 이들의 실제 치료 사례들과 연구결과 등의 근거[12]가 지속적으로 출판되

---

12) Athinarayanan SJ, Adams RN, Hallberg SJ et al., "Long-Term Effects of a Novel Continuous Remote Care Intervention Including Nutritional Ketosis for the Management of Type 2 Diabetes: A 2-year Non-randomized Clinical Trial", Frontiers in Endocrinology, Jun, 2019.
Ronald Scweizer, Ron Raa, "Concerns regarding the case of a man with newly diagnosed NIDDM", AJGP, vol. 48, no. 6, Jun. 2019, p.345 등의 최신 연구 참조.

고 있다.

미국당뇨협회(American Diabetes Association, ADA)는 "당뇨는 시간이 지나면서 더 많은 약물을 필요로 하는 진행성 질환이다"[13]라고 정의한다. 한국은 이런 미국당뇨협회의 영향을 지나치게 전적으로 받는 듯하다. 하지만 이에 대해 정작 미국의 Dr. Sarah Hallberg는 TED 강연에서 2형 당뇨의 완치(reversing)는 ADA의 가이드라인을 무시하고 음식으로 치료하기 위하여 약물 사용을 중지하라고 주장한다.[14]

그 외에도 캐나다의 Dr. Jason Fung, 스웨덴의 Dr. Andreas Eenfeldt 등이 연합하여 음식법으로 당뇨를 완치할 수 있음을 널리 알려 나가고 있다. 영국은 이미 국가보건시스템에서 음식으로 당뇨를 완치할 수 있는 첨단 관리 프로그램[15]을 시행했다. 호주 역시 가장 규모가 큰 1차진료의사협회(The Royal Australian College of General Practitioners, RACGP)에서 2형 당뇨의 음

---

13) 원문은 "Diabetes is a progressive disease requiring more medicine over time", 아래 각주 14의 유튜브 영상 참조.

14) "Reversing Type 2 diabetes starts with ignoring the guidelines" "Stop using medicine to treat food", https://www.youtube.com/watch?v=da1vvigy5tQ 유튜브 영상 참조.

15) Nicholas Fearn, "Meet The Tech Company Looking To Reverse Type 2 Diabetes In 10 Million People", Forbes, Jan. 24, 2019 기사 참조.

식치료에 대한 지침서를 내고 있다.[16] 2형 당뇨는 음식으로 반드시 회복 가능하다.

한 가지 유념하고 주의할 것은 회복 속도이다. 반드시 회복 되기는 하지만, 2형 당뇨를 수십 년 동안 완치하지 못하고 약물과 인슐린에 의존해 온 경우는 당연 회복 속도가 늦다. 수개월에서 수년을 예상하고 인내해야 한다. 또한 비교적 오래 되지 않았어도 약물 중에 특히 Sulfonylurea 성분을 지속적으로 사용해 온 환자들은 회복 속도가 매우 늦을 수 있음을 이해하고 있어야 한다.

오랜 당뇨와 약물의 장기복용으로 췌장의 기능이 거의 멈춘 경우도 재생이 가능한가?

단식(Fasting)과 극소식(Fasting mimicking diet, FMD)의 유익한 영향력에 관한 보고는 종종 있어 왔다. 구체적으로 망가진 췌장이 복구될 수 있을까 하는 질문에 대한 답을 구하기 위한 유명한 실험보고가 있다. 미국 University of Southern California의

---

16) The Royal Austrian College of General Practitioners, "General practice management of type 2 diabetes 2016~2018", East Melbourne, Vic: RACGP, 2016, p.34.

Valter Longo 교수의 논문이다.

그는 극소식(FMD)을 시킨 쥐의 췌장에서 망가진 베타세포가 재생되어 인슐린을 다시 분비하고 혈당조절의 정상적인 기능을 되찾게 되는 과정을 실험으로 증명했다.[17]

사람의 경우는 어떨까? 필자의 오랜 치료경험에 비추어 보면 사람에게도 그대로 적용될 수 있는 실험결과라고 생각된다. 임상경험상 대략 10% 정도의 2형 당뇨환자들의 경우는 회복이 불가한 경우도 있다. Sulfonylurea라는 당뇨약을 오래 써온 경우[18]이거나, 극소수는 이유를 알기 어렵기도 하다. 하지만, 거의 대다수의 경우 아무리 오래 당뇨로 약물이나 인슐린을 장기 사용해 왔더라도 당뇨탈출은 가능하다.

그래서, 정밀당뇨식이요법(Precision Diet for Diabetes)을 초기에 집중적(intensive)으로 시행하다가 충분한 시간이 지나서 다소 일반적(standard)인 소식으로 전환하여도 더 이상 당수치가 급격히 오르지 않고 안정적으로 잘 관리되는 경우를 보게 된다. 물론, 약물이나 인슐린이 전혀 없이 실제의 임상진

---

17) Cheng, Chia-Wei et al., "Fasting-Mimicking Diet Promotes Ngn3-Driven β-Cell Regeneration to Reverse Diabetes", Cell, vol. 168, Issue 5, pp.775~88. e12.

18) 이의 이유에 대해서는 "3장 당뇨 치료" 참조.

료 과정에서 이러한 결과가 이루어지는 것으로 보아 거의 기능을 잃었던 췌장이 다시 복구된다고 짐작된다. 세포 수준에서도 사망단계에 이르렀던 세포들이 재생되었다고 볼 만한 이유이다.

당뇨와 비만의 상관성은 어떠한가?

2형 당뇨와 관련해 수년 전부터 널리 쓰이는 신조어가 있다. 당뇨의 Diabetes와 비만의 Obesity를 합하여 Diabesity라고 한다. 과도한 포도당 유입은 전신의 지방세포들을 끊임없이 크게 만든다. 그리하여, 내장 주변이든 복부, 허벅지, 엉덩이, 볼 등 평소 지방 분포가 많은 어떤 부분이든 가리지 않고 크기가 증가하게 된다. 포도당의 과도한 유입이 멈출 때까지.

따라서, 거의 대다수의 2형 당뇨는 비만을 동반한다. 소아기의 비만은 지방세포의 크기와 숫자가 동시에 증가하고 성인의 비만은 지방세포의 크기만 증가하는 것으로 알려져 있다. 따라서, 어린 시절의 과식 습관은 평생을 두고 당뇨를 포함한 건강에 여러 가지 나쁜 영향을 줄 수밖에 없다.

당뇨를 예측할 때 체중의 증가는 중요한 표지자가 된다. 많은 연구에서 비만이 당뇨와 대사질환부터 암에 이르기까지 다양한 질병과 연관이 있음은 통일된 견해다.[19] 하지만, 얼마만큼의 체중 증가가 의학적 문제를 일으키는지에 대해서는 BMI 수치, 허리-엉덩이 비율(waist to hip ratio), 표준체중의 5~10%까지 다양한 기준에 따른 견해가 존재한다.

필자의 임상경험으로는 살아오면서 가장 건강하게 10년 이상 일정하게 유지한 체중의 10%를 넘을 경우 위험선인 경우가 대다수였다. 따라서, 체중조절의 목표도 이 10%를 줄이는 것이다. 10% 정도의 체중조절은 2형 당뇨탈출의 지름길이 된다.

정밀당뇨식이요법은 당뇨탈출을 위하여 그야말로 정밀하게 고안되었지만, 대다수 비만과 동반되는 2형 당뇨의 특성상 본 목표와 달리 비만탈출용으로도 매우 효과적으로 애용되고 있다.

---

19) National Institute of Diabetes and Digestive and Kidney Diseases(NIDDK), "Health Risks of Being Overweight", https://www.niddk.nih.gov/health-information 참조.

일부 선진국을 제외한 중후진국이나 아시아 국가들에서 당뇨가 폭증하는 이유는 무엇인가?

2016년 세계보건기구는 1980년 이후 주로 개발도상국에서 네 배나 폭증한 당뇨환자에 대하여 적극적인 조치를 취할 것을 권고하는 보고서[20]를 낸 적이 있다. 일반적으로 과식과 폭식을 통한 포도당의 과도한 유입이 당뇨의 원인이라고 할 때 풍요가 덜한 개발도상국들이 훨씬 문제임은 다소 의아스러울 수 있다.

비슷한 현상을 임상현장에서도 자주 보게 된다. 경제적으로 풍요로운 사람들은 질 높고 균형 잡힌 식사를 소식하는 경우가 많다. 건강검진이나 운동 등도 게을리 하지 않으며 시간적 여유도 있다. 당연히 당뇨나 비만 같은 과식으로 인한 문제의 확률이 낮은 편이다. 반대로, 경제적으로 어렵거나 시간적 여유가 없는 사람들에게 당뇨가 오는 확률이 매우 높다. 폭식하거나, 불규칙하거나 당지수(GI)가 높은 음식을 급히 섭취하는 경우가 많게 된다.

개인이 아닌 국가 차원도 마찬가지다. 지난 40년 가까이 경제적 발전을 위해 노력중인 나라들이 그렇다. 하루 종일 근육

---

20) WHO, "Global report on diabetes", 2016.

을 사용하는 농업이 주 산업인 아시아권도 유사하다. 급격한 발전을 겪으면서도 당지수(GI)가 높은 쌀을 주식으로 하는 문화가 지속된 이유도 있다. 농업의 기계화와 컴퓨터 제어장치로 근육 사용이 상대적으로 현저히 줄어들게 되므로 체내 유입 포도당의 소비가 급격히 감소하니 축적되고 넘치게 된 것이다. 아주 저소득 국가들은 선진국의 잉여곡물인 옥수수, 밀가루 등이 원조의 주를 이룬 탓으로 보인다. 수렵으로 얻은 소량의 단백질과 거친 곡물이 주식이던 것이 가만히 앉아 당지수(GI)가 매우 높은 정제된 곡류를 주식으로 하여 오게 되는 당연한 결과가 보고서에 반영된 것으로 생각된다.

2장
당뇨 진단과 합병

Escape from Diabetes
by Precision Low-carb
& Periodic Fasting

당뇨의 진단기준은 무엇인가?

당뇨는 증상으로 알 수 없는 경우가 많다. 건강검진을 통해 기준치를 넘었다고 진단을 받게 되는 경우가 흔한 편이다. 주로 공복당(Fasting blood sugar, FBS)과 당화혈색소(HbA1c)를 측정하고 주요한 관찰인자로 삼는다. 공복당은 8시간 이상 금식상태에서, 즉 일반적으로 아침 식전 30분 정도에 측정하는 것이 유리하다.

그 외에도 식사 시작부터 120분, 즉 2시간 후에 측정하는 식후당(Post-prandial 2 hour, PP2)과 75g의 당을 섭취한 후 2시간에 혈당을 측정하는 당부하검사(Oral glucose tolerance test, OGTT) 등을 참조한다. 일반적으로 당화혈색소(HbA1c)는 병의원이나 보건소에서 혈액을 채취하여 검사하고,[1] 식전(FBS), 식후(PP2)의 당은 자가혈당 측정기를 이용하여 측정하는 경우가 흔하다.

당뇨병의 진단기준은 위의 각 측정치를 기준으로 설정되어 있다. 하지만, 전 세계의 검사항목과 진단기준, 수치의 단위 등이 일치하지 않으므로 주의 깊게 살펴보아야 한다. 대표적으로 한국, 미국 그리고 캐나다 당뇨협회의 진단기준을 비교한다.

한국의 경우
정상치는

1) 공복혈장포도당 100mg/dL미만,

2) 75g 경구당부하 후 2시간 혈장포도당 140mg/dL 미만으로 제시하고,

당뇨병전단계(당뇨병 고위험군)의 종류를 세분하여

1) 공복혈장포도당 100~125mg/dL를 공복혈당장애,

2) 75g 경구당부하 후 2시간 혈장포도당 140~199mg/dL 이면 내당능장애,

---

1) 최근 가정용 A1C 자가체크 키트가 국내에서도 판매되기 시작했다.

3) 당화혈색소 5.7~6.4%에 해당하는 경우는 당뇨병전단계(당뇨병 고위험군)로 정의하고 있다.

당뇨는

1) 당화혈색소 6.5% 이상 또는

2) 공복혈장포도당 126mg/dL 이상 또는

3) 75g 경구당부하 후 2시간 혈장포도당 200mg/dL 이상 또는

4) 당뇨병의 전형적인 증상(다뇨, 다음, 설명되지 않는 체중 감소)이 있으면서 무작위 혈장포도당 200mg/dL 이상일 때로 정의한다.[2]

미국의 경우

정상치는

1) 공복혈장당(Fasting plasma glucose, FPG) 100mg/dL 미만,

2) 식후 2시간 당부하혈장당(2-h Plasma glucose during OGTT) 140mg/dL 미만,

3) 당화혈색소(HbA1c) 5.7% 미만,

---

2) 대한당뇨병학회(Korean Diabetes Association, KDA), 「2019 당뇨병 진료지침」, http://www.diabetes.or.kr 참조.

당뇨전단계(Prediabetes)는

1) 공복혈장당(FPG) 100mg/dL(5.6mmol/L)부터 125mg/dL(6.9mmol/L)까지,

2) 식후 2시간 당부하혈장당(2-h Plasma glucose during OGTT) 140mg/dL(7.8mmol/L)부터 199mg/dL(11.0mmol/L)까지,

3) 당화혈색소(HbA1c) 5.7%(39mmol/mol)부터 6.4%(47mmol/mol)까지,

당뇨(Diabetes)는

1) 공복혈장당(FPG) 126mg/dL(7.0mmol/L) 이상,

2) 식후 2시간 당부하혈장당(2-h Plasma glucose during OGTT) 200mg/dL(11.1mmol/L) 이상 또는

3) 고혈당 증상이 있는 환자의 임의혈장당(Random or Casual plasma glucose, RPG) 200mg/dL(11.1mmol/L) 이상,

4) 당화혈색소(HbA1c) 6.5%(48mmol/mol) 이상[3]으로 제시한다.

---

3) 미국당뇨협회(American Diabetes Association, ADA), http://www.diabetes. http:..www.diabetes.org "2. Classification and ~ ", American Diabetes Association Diabetes Care, Jan. 2019, 42 (Supplement 1), S13~S28 참조.

캐나다의 경우

정상치는

공복혈장당(FPG) 5.6mmol/L미만, 당화혈색소(HbA1C) 5.5% 미만 동시 또는 둘 중의 하나,

위험상태는

공복혈장당(FPG) 5.6mmol/L에서 6.0mmol/L까지, 당화혈색소(HbA1C) 5.5%에서 5.9%까지 동시 또는 둘 중의 하나,

당뇨전단계는

공복혈장당(FPG) 6.1mmol/L에서 6.9mmol/L까지, 당화혈색소(HbA1C) 6.0%에서 6.4%까지 동시 또는 둘 중의 하나,

당뇨는

공복혈장당(FPG) 7.0mmol/L 이상, 당화혈색소(HbA1C) 6.5% 이상 동시 또는 둘 중의 하나로 제시하고 있다.[4]

복잡하여 아래에 표로 정리해둔다. 하지만, 간단히 이 세 가지만 기억해두시라.

---

4) Diabetes Canada Clinical Practice Guidelines Expert Committee, "Diabetes Canada 2018 Clinical Practice Guidelines for the Prevention and Management of Diabetes in Canada", Can J Diabetes, 2018, 42 (Supplment 1), S1~S325 참조.

- 공복혈당(FBS[5]) 126mg/dL(7.0mmol/L) 이상,

- 식후 2시간(PP2) 200mg/dL(11.1mmol/L) 이상,

- 당화혈색소(HbA1c) 6.5% 이상이면 우선 당뇨로 진단받게 된다.

    그러나, 이 기준들에 의해 당뇨로 진단을 받았다고 하더라도 관리해야 하는 목표치는 상황에 따라 이 수치들과 일치하지 않음을 유의해야 한다. 특히 당화혈색소의 당뇨 진단기준 6.5% 이상과 미국과 캐나다에서 관리 목표치의 공통기준이 된 7% 이하 사이의 많은 논란은 "당화혈색소의 목표치는 얼마인가" 항목에서 상세히 설명한다.

---

[5] Fasting Blood Sugar(FBS)와 Fasting Plasma Glucose(FPG)는 같은 것으로 보아도 무방하다.

국가 단계	미국(US)	캐나다(Canada)	한국(South Korea)
정상치	공복혈장당(FPG) <100mg/dL	공복혈장당(FPG) <5.6mmol/L	공복혈장포도당 <100mg/dL
	식후 2시간 당부하혈장당 (2-h PG during OGTT) <140mg/dL	또는/동시에(and/or) 당화혈색소(HbA1C) <5.5%	75g 경구당부하 후 2시간 혈장포도당 <140mg/dL
	당화혈색소(HbA1C) <5.7%		

국가 단계	미국(US)	캐나다(Canada)	한국(South Korea)
위험상태		공복혈장당(FPG) <5.6~6.0mmol/L 또는/동시에(and/or) 당화혈색소(HbA1C) <5.5~5.9%	1) 공복혈당장애: 공복혈장포도당 100~125mg/dL 2) 내당능장애: 75g 경구당부하 후 2시간 혈장포도당 <140~199mg/dL
당뇨 전단계	공복혈장당(FPG) <100mg/dL (5.6mmol/L)~ <125mg/dL (6.9mmol/L) 식후 2시간 당부하혈장당 (2-h PG during OGTT) <140mg/dL (7.8mmol/L)~ <199mg/dL (11.0mmol/L) 당화혈색소(HbA1C) 5.7%(39mmol/mol)~ 6.4%(47mmol/mol)	공복혈장당(FPG) 6.1~6.9mmol/L 또는/동시에(and/or) 당화혈색소(HbA1C) 6.0~6.4%	3) 당뇨병전단계(당뇨병 고위험군): 당화혈색소 5.7~6.4%

국가 단계	미국(US)	캐나다(Canada)	한국(South Korea)
당뇨	공복혈장당(FPG) >126mg/dL (7.0mmol/L) 식후 2시간 당부하혈장당 (2-h PG during OGTT) >200mg/dL (11.1mmol/L) 또는(or) 고혈당증이 있는 환자의 임의혈장당(Random or Casual Plasma Glucose, RPG) >200mg/dL (11.1mmol/L) 당화혈색소(HbA1C) >6.5%(48mmol/mol)	공복혈장당(FPG) >7.0mmol/L 또는/동시에(and/or) 당화혈색소(HbA1C) >6.5%	당화혈색소 >6.5% 또는(or) 공복혈장포도당 >126mg/dL 또는(or) 75g 경구당부하 후 2시간 혈장포도당 >200mg/dL 또는(or) 당뇨병의 전형적인 증상(다뇨, 다음, 설명되지 않는 체중감소)이 있으면서 무작위 혈장포도당 >200mg/dL

당뇨전단계(Prediabetes)는 무엇인가?

당뇨전단계, Prediabetes라는 개념이 있다. 여러 가지 논란이 많은 개념이다.[6] 다양한 주장들이 있지만, 임상현장에서의 실제적 경험은 당뇨전단계라는 수치의 기준으로는 아무런 문제를 걱정하지 않아도 좋다. 다시 말하면, 당뇨전단계로 당뇨가 더 잘 올 수 있는 가능성을 거론하며 이 단계에서 벌써 약물을 처방한다든가 하는 지나친 사전조치를 하는 경우가 많으나 그럴 이유가 전혀 없다.

당뇨의 실체는 과식이 지속되어 오는 것이므로 당뇨전단계라는 것은 그저 식사를 줄이고 습관을 점검하고 생활을 다시 되돌아봐야 한다는 경고사인 정도로 생각하시라. 무슨 질병으로 착각하면 오산이다. 말 그대로 아직 전단계이다. 다만, 돌아보긴 해야 한다.

혈당은 매일 체크해야 하나?

공복혈당(Fasting blood sugar, FBS)이나 당화혈색소(HbA1c)가 정

---

6) The New York Times, "You're 'Prediabetic'? Join the Club", Dec.16, 2016 기사원문과 이를 해설한 필자의 책 Dr. Younkuk Choi's ECM Eyes, Current Medical News Commentaries 참조.

상범위를 넘어서 관리를 해야 하는 단계가 왔다면 당분간 혈당은 매일 체크해야 한다. 여간 번거로운 일이 아니다. 하지만, 당분간은 공복혈당과 식후 2시간 혈당(Post-prandial 2 hour, PP2)을 매일 한 세트씩 재는 것이 필요하다. 아침에 일어나자마자 식사를 하기 전에 공복혈당(FBS)을 재는 것이 가장 좋다.

또한, 현대인들의 바쁜 일상 때문에 활동이 많은 낮에는 식후 2시간 혈당을 체크하기가 쉽지 않으므로 건너뛰어도 좋다. 저녁식사 후 2시간에 식후혈당(PP2)을 측정하는 것이 편리한 경우가 많다. 대개 혈당을 재는 것이 스스로 손가락을 찔러 피를 내야 하는 번거로운 작업이니 지속하기가 쉽지는 않다. 하지만, 식사관리를 시작하는 초기에 당수치의 변화를 관찰하기 위해서는 꼭 필요하다. 또한, 약물을 줄이거나 중지했을 때 변화의 관찰과 관리를 위해서도 마찬가지다.

하지만, 평생 할 일은 아니므로 희망을 가지기 바란다. 짧게는 불과 3개월 정도만 열심히 매일 혈당 체크를 해보다 보면 스스로 그만해도 될 때를 알게 되거나 이미 완치에 가까이 왔음을 알게 되는 경우가 많다. 사실, 정밀당뇨식이요법을 실천하기 시작하면 시작 당일부터 또는 길어야 며칠 이내에 당수치가 바로 정상범위를 찍게 되는 경우도 매우 흔하다. 믿기 어렵겠지만, 그래서 당분간 매일 재어 자신의 눈으로 혈당의 드라마틱한 변화를 관찰하라는 의미도 있다. 찔림의 아픔이 있지만 희망이 분명 보일 것이다.

다행히 최근 들어 연속혈당측정기(Continuous glucose monitoring, CGM)[7]가 차츰 보급되고 있어 다행이다. 아직은 가격 문제가 걸림돌이지만 7~14일 정도에 한 번 정도, 즉 한 달에 2~4번만 따끔하면 혈당 체크가 24시간 자동으로 되는 것이다. 하루에 2번씩 찔러야 하는 것에 비해 엄청난 편리함이다. 보편화되어 가격이 많이 저렴해지기를 기다려 본다.

혈당 체크는 언제까지 해야 하는가?

정밀당뇨관리를 시작하는 단계에서부터 공복당과 당화혈색소가 목표범위로 내려올 때까지는 당연 혈당 체크를 해야 한다. 관찰과 주의를 위해서이다. 동시에 약이나 주사로 떨어지지 않던 당수치가 식사관리를 통해 얼마나 효율적으로 떨어지는지 직접 눈으로 보고 스스로 동기부여를 하게 함이기도 하다. 절망에서 당뇨탈출의 희망으로 향하는 길잡이의 가치

---

7) 2018년 말 한국에도 Dexcom이란 회사의 제품이 출시되었고, 국제적으로는 Abbott사와 함께 몇 군데 업체들이 경쟁적으로 연속 혈당 측정기 제품을 출시하고 있다.

가 충분히 있다. 스스로 찔러 피를 내야 하는 일정 기간의 아픔이 완전한 회복의 희망을 가질 수 있다면 가치 있는 아픔이 아니겠는가?

시작 단계에는 매일 또는 최소 주 3회 이상 주치의의 지침에 따라 횟수를 정할 수 있다. 정상범위로 관리되기 시작하면 여유 있게 한 달 정도만 더 피를 뽑고 확인하길 권한다. 그후는 이제 손가락을 안 찔러도 된다. 체중만 관리하면 된다. 2형 당뇨가 비만 또는 과체중과 긴밀하게 연계되므로 당수치가 정상화된 후는 더 이상 피를 매일 뽑을 이유는 별로 없다. 다만, 매일의 체중 측정과 함께 3개월에 한 번 정도 당화혈색소를 확인하면 충분하다. 요즘은 당화혈색소도 자가측정 가능한 키트[8]가 나와 있기도 하다.

혈당과 함께 체중 체크를 하는 것이 중요한가?

2형 당뇨는 Diabesity라 불릴 만큼 과체중이나 비만과 직접

---

8) PTS Diagnostics사의 A1C Now Plus라는 제품이다. https://ptsdiagnostics.com/ 참조. 한국 내에서는 닥터다이어리㈜에서 운영하는 프리미엄 당뇨마트 닥다몰(http://mall.drdiary.co.kr)에서 독점 판매하고 있다.

적으로 연계되어 있다.[9] 따라서, 당수치가 안정화되는 것과 체중은 밀접한 상관관계를 가지고 있다. 즉 같이 떨어지고 같이 올라가기도 한다. 그러므로, 혈당을 체크할 때는 반드시 체중을 같이 체크하라. 혈당이 떨어짐과 동시에 체중도 감소하고 몸이 훨씬 가벼워지는 체험을 하게 될 것이다. 미용적 이득은 부가적이다. 더하여 자신감 같은 심리적 이득까지 얻을 수 있다.

또한, 혈당이 정상범위로 유지관리 되면 체중만 매일 확인해도 무방하다. 손가락을 찔러 피를 내야 하는 괴로움에서도 탈출 가능하게 해주는 도구가 될 수 있다. 안정된 상황을 잘 관리할 수 있는 가장 쉬우면서도 효과적인 방법이 된다.

체중 체크는 언제 하는 것이 좋은가?

체중을 재는 것을 두려워하거나 남에게 보이기 싫어하는 분들이 많다. 이해할 만하다. 하지만, 문제를 덮고 가는 것은 더욱 큰 문제를 야기한다. 일상에서 체중재기만큼 간단하고 쉬운 측정값이 있을까? 그 간단한 행위를 일상의 습관으로 해

---

9) "1장 당뇨와 비만의 상관성은 어떠한가?" 참조

두는 것만큼 비용효과가 높은 것은 없다고 여겨진다. 단순히 당뇨와 비만, 대사질환뿐만 아니다. 심지어 암과 같은 중병에도 체중관리는 매우 간단하면서도 중요한 인자이다.

매일 아침에 일어나자마자 첫 소변을 본 후 몸무게 재는 것을 습관으로 하라. 어려운 준비도 필요 없다. 비싼 측정기구도 필요 없다. 단순한 아날로그 저울로도 충분하다. 디지털 저울보다 더 정확하기도 하다. 디지털 저울의 특징은 정확한 숫자로 보게 되니 변화에 너무 민감해 하는 경우도 잦다. 숫자 자체에 집착하지 말고 전체적인 흐름을 보도록 하라.

특별히 실험을 해보는 경우가 아니면 하루에 여러 번도 재지 마시라. 기상 직후 딱 한 번만, 매일 같은 조건과 시간에 재고 그 결과를 기록해 두도록 권한다.

공복당과 식후당의 차이는 무엇인가? 또한 식후당은 잘 떨어지는데 공복당은 빨리 떨어지지 않거나 가끔 긴 공복 후 오히려 더 오르기도 하는 이유는 무엇인가?

매일 재는 공복당과 식후당은 사실 당뇨를 파악하고 진단하는데 신뢰도가 그리 높은 수치들은 아니다. 다만, 일상의 흐름을 관찰하고 관리하는데 중요한 역할을 할 뿐이다. 따라서, 일

희일비할 필요가 없는 당수치들이다. 특히 식후당은 변화가 많은 수치이다. 즉 조금만 더 먹어도 올라가고, 또 잠시 운동만 해도 금방 내려가는 변수가 큰 수치이다. 따라서, 조금 내려갔다고 당수치가 안정화 단계에 왔다고 생각하면 전혀 오산이다.

일반적으로 식사절제를 시작하면 식후당부터 신속히 떨어지긴 한다. 간혹 식후에 당수치가 올라가는 것을 무조건 두려워하는 경우가 있다. 잘못된 인식이다. 식후 30분이나 1시간째 재고 와서는 엄청 높다고 걱정을 하는 경우도 가끔 있다. 식후당은 마치 불꽃놀이 같은 것이다. 최고치를 찍은 후 2시간쯤 되었을 때 200mg/dL(11.1mmol/L) 이하여야 한다는 것이다.

30분이나 1시간째는 당연 훨씬 더 높아야 한다. 만약 식사 직후에도 당이 높지 않다고 하면 소장에서 영양분이 흡수가 안 되거나 하는 등의 심각한 문제가 발생한 상황이라는 것을 알아야 한다.

반면에 공복당은 식후당에 비해서 신뢰도가 높은 편이다. 그래서 보통 공복당과 당화혈색소를 중요한 진단 및 관찰 수치로 삼는 것이다. 공복당을 통해 몸 안에 저장된 당의 총량을 짐작할 수 있다고 보면 된다. 즉 식품 저장창고의 전체 저장량 같은 것이다. 공급되는 포도당이 모두 소진되고, 온 몸의 구석구석에 지방으로 저장되어 있던 당들이 혈액 속으로 풀어져 나와서 존재할 수 있는 최고 수치가 공복당이다. 따라서 이는 치료 과정 중에 식후당에 비하여 훨씬 천천히 떨어진다.

가끔 공복시간이 길어지면 한동안 더 올라가기도 한다. 놀라지 마시라. 지방으로 저장된 당이 여전히 많다는 의미이다. 공복시간이 규칙적으로 반복되어 지방에서 당으로 전환될 양이 점점 줄어들면 그제서야 공복당은 떨어지기 시작한다.

하지만 한번 정상범위로 내려오기 시작하면 모래성이 무너지듯 허물어져 내린다. 그러므로, 공복당이 떨어지기 시작하는 것은 식후당에 비하여 상대적으로 늦지만 확실한 체중감소와 당수치 정상화의 측정치가 될 수 있는 것이다.

당화혈색소는 무엇이고 언제 체크해야 하는가?

당화혈색소는 HbA1c 또는 간단하게 A1C라고 표현하기도 한다. 적혈구 100개 중에 포도당이 적혈구에 들러붙어 있는 수를 의미한다.[10] 평소에는 보통 적혈구 100개 중에 6~7개 정도 이하로 포도당이 적혈구에 붙어 있다. 하지만, 혈액 중에 포도당의 농도가 높아지면 포도당이 들러붙은 적혈구의 숫자가 증가한다. 따라서, 흔히 백분율(%)을 단위로 많이 사용한다.

공복당이나 식후당과는 달리, 당화혈색소는 혈액 속에 유지되고 있는 당의 평균치를 짐작할 수 있다. 흔히 2~3개월 정도의 평균치로 보아 평균 3개월에 한 번 정도 체크하도록 권장된다. 공복당과 함께 중요한 관찰 수치가 된다. 평균치이므로 식사와 상관없이 어느 때 측정해도 상관없다. 당뇨의 진단, 관리, 합병 발생 등과 가장 연관성이 높은 수치로 확인된다.[11]

보통, 정밀당뇨식이요법을 시작하기 직전이나 시작 1주 이내에 당화혈색소를 측정하여 제일 높은 수치를 확인한다. 초기에는 2개월에 한 번 체크하기를 권장한다. 정밀당뇨식이요법의 결과는 무척 빠른 편이므로 2개월만에도 큰 폭으로 떨

---

10) The National Institute of Diabetes and Digestive and Kidney Diseases(NIDDK), "Health Information" 참조.

11) Zhang X, Gregg EW, Williamson DF et al., "A1C level and future risk of diabetes: a systematic review", Diabetes Care, 2010, 33 (7), pp.1665~73.

어지는 현상을 자주 보기 때문이다. 당뇨에서 충분히 탈출한 이후에는 유지관리 차원에서 3개월 또는 6개월에 한 번 정도 체크해도 무방하다. 의료기관이나 보건소 등에서 채혈을 통하여 검사하는 것이 일반적이나, 최근에는 자가 혈당 측정기처럼 5분 이내에 결과를 얻을 수 있는 자가 당화혈색소 측정기도 있다.[12]

당화혈색소의 목표치는 얼마인가?

대다수 성인 1, 2형 당뇨의 조절 목표치는 7%이다. 대규모 임상연구들에 대한 많은 논란과 토론의 결과이다. 진단기준은 일반적으로 6.5%가 넘으면 당뇨라고 진단하는 것으로 통일되어 있다. 진단기준과 혼돈하지 않아야 한다. 당수치는 낮을수록 여러 가지 합병증과 사망률을 낮출 것이라는 가설과 결과가 많이 있어왔다. 현재도 의료계에서 절대다수에 의해 그렇게 주장되고 있다.

하지만, 당수치를 너무 낮게 유지했을 때 합병 예방의 유익이 없음과 저혈당으로 인한 부작용 문제 역시 지속적으로

---

12) "2장 혈당 체크는 언제 해야 하는가?" 각주 참조.

제기되어 왔다. ACCORD(the Action to Control Cardiovascular Risk in Diabetes)라는 연구에서 과도하게 당수치를 낮추면 유익보다 해가 많다는 결과가 대표적이다. 6.4%를 달성한 집중치료군에서 7.5%를 달성한 표준치료군보다 유의미하게 높은 사망률로 연구가 조기 중단된 것은 큰 충격이자 아직도 그 이유가 규명되지 못하고 있다.[13]

미국은 최근 당화혈색소 목표치를 7%로 제시하기 시작했으나 여전히 더 낮게 하는 것이 좋을 것이라는 다양한 조건들을 제시하고 있고,[14] 아직 한국은 여전히 6.5% 미만을 조절목표로 하고 있다.[15] 캐나다의 연구와 임상지침이 가장 합리적이라고 판단되어 권장한다.

첫째, 2형 당뇨가 있는 성인에서 저혈당의 위험이 낮다

---

13) Diabetes Canada Clinical Practice Guidelines Expert Committee, "Diabetes Canada 2018 Clinical Practice Guidelines for the Prevention and Management of Diabetes in Canada", Can J Diabetes 2018, 42 (Supplment 1), S1~S325. 이 중 Targets for Glycemic Control 파트에서 DCCT, UKPDS부터 ACCORD, ADVANCE, VADT와 이후의 연구들까지 논란을 가장 종합적으로 잘 정리해 놓았다고 생각된다.

14) American Diabetes Association, http://www.diabetes.org 참조.

15) 대한당뇨병학회, http://www.diabetes.or.kr 참조, 2019년 6월에 개정한 당뇨병 진료지침에 와서야 1형 당뇨환자에는 7%를 목표로 할 것과 환자의 상태에 따라 조절목표를 개별화할 것을 권고하고 있지만, 2형 당뇨에 대해서는 세계적인 흐름과 달리 여전히 6.5%를 제시하고 있다.

고 한다면, 만성신장질환과 망막병증의 위험을 낮추기 위해 6.5% 이하를 목표로 할 것. 둘째, 대부분의 1형과 2형 당뇨를 가진 성인은 7.0% 이하를 목표로 할 것. 셋째, 노인으로 쇠약하거나 치매가 있는 경우, 기대수명이 제한되어 있거나 반복적인 저혈당이 있을 경우 등은 7.1~8.5%를 목표로 하라는 것이다.[16]

당뇨를 방치하면 어떤 위험과 합병이 있고 그 이유는 무엇인가?

고혈당(Hyperglycemia) 상황에서의 혈액은 농도 높은 설탕물처럼 끈적하다고 과장되게 비유할 수 있다. 지속될 경우, 혈관의 내벽에 지속적인 상처를 내고 다시 회복되는 과정을 통해 내벽이 두터워지므로 매우 작은 모세혈관들에서 그 흐름의 속도가 줄어들 수밖에 없어진다. 그리하여 먼저 소혈관질환(microvascular complications)이 다양하게 진행되고, 이어서 대혈관질환(macrovascular complications)으로 이어져 생명을 위협하게 된다.

---

16) Diabetes Canada 2018 가이드라인 및 필자가 운영하고 있는 웹사이트 www.precisiondiabetescare.com과 Youtube 채널 "정밀당뇨관리(Precision Diabetes Care)" 참조

소혈관질환(microvascular complications)으로 만성신장질환과 망막질환이 가장 중요하게 관찰되어야 할 합병이다. 망막의 모세혈관이 막히면서 눈이 흐리고 시력이 떨어진 듯한 현상이 증상으로 나타날 수 있다. 신장은 완전히 망가지기 전까지는 별로 증상이 없다. 모세혈관들이 뭉쳐져 있는 신장의 작은 혈관들이 막히므로 심장에서 대동맥을 거쳐온 혈액이 신장의 모세혈관으로 충분히 들어가지 못하므로 대동맥의 압력이 커진다.

따라서, 고혈압이 증상으로 나타나게 된다. 시간이 흐르면서 신장의 모세혈관들이 점점 더 많이 막혀 신장이 1분 동안 피를 깨끗하게 걸러주는 혈액의 양을 의미하는 사구체여과율(Glomerular filtration rate, GFR)이 현저히 떨어진다. BUN과 Creatinine이라는 혈액검사 수치도 중요하게 관찰한다. 결국 신장의 기능을 완전히 잃게 되는 만성신부전(Chronic renal failure, CRF)으로 귀결된다.

그 다음은 투석과 신장이식밖에 대안이 없다. 그 외에 소혈관질환들로는 말초혈관이 막히므로 손발끝 등이 저리거나 시린 증상이 나타나고, 발끝의 경우 상처라도 나게 되면 회복이 어렵고 썩어 들어가기도 하여 발가락을 잘라야 하는 버거씨병 등이 나타나기도 한다. 피부의 상처가 잘 아물지 않거나 가려움이 생기는 등의 증상도 흔히 동반하게 된다.

신장의 사구체 내 모세혈관들이 막히므로 대동맥의 압력이 높아져 고혈압이 되고, 따라서, 심장의 근육은 점점 더 두터워지며, 동시에 혈관의 내벽은 고혈당과 고지혈로 막히고 굳어지게 되므로 뇌와 심장의 대혈관들이 막히거나 터질 수 있게 된다. 결국 생명과 직결되는 상황에 빠지게 되는 것이다.

고혈당에서 소혈관질환, 대혈관질환으로의 진행은 시간의 문제이지 반드시 가는 길이다. 소혈관질환의 단계에서는 자각할 수 있는 증상이 별로 없다는 심각한 문제가 있다. 많은 사람들이 당관리에 게으른 이유이다. 소혈관질환의 심화된 단계인 신부전이나 버거씨병에는 후회라도 하지만 대혈관질환의 악화 단계는 후회할 틈도 없을 수 있음을 다시 한번 눈여겨보기 바란다.

고혈당의 대소혈관에 대한 직접적인 합병 외에도 호르몬 체계의 합병 역시 심각하다. 폭증하는 혈당에 대응하여 분비되는 인슐린 역시 체내에 폭증하게 된다. 간의 표면과 전신의 지방세포는 끊임없이 커지거나 증가하여 지방간과 비만은 가속된다. 간 표면에 쌓여 있던 지방세포는 시간이 지나면서 지방산과 글리세롤로 분해되어 지방산에 의한 간세포 파괴로 간염이 발생하게 된다. 이 상황이 더 지속되면 결국 인슐린을 분비하는 췌장이 제 기능을 완전히 못하게 될 수도 있다. 췌장부전(Pancreatic failure)이나 췌장암(Pancreatic cancer)까지 보고되기도 한다.

장기수준의 영향과 동시에 고혈당에 대응하여 폭증한 인슐린은 2차적으로 전신의 다른 호르몬들을 억제하는 역할을 하게 된다. 지방에서 분비되는 Leptin을 억제하여 위장이 가득 차도 배고픔을 계속 느끼게 하고, 갑상선 기능의 저하나 부신의 Cortisol 분비를 억제하여 염증의 회복을 방해하며, 남녀의 성호르몬을 억제하므로 불임, 성욕감퇴, 여성의 다낭성난소증후군 등을 유발하게 된다.

때로 호르몬 억제에 의한 다양한 합병 등은 당뇨와 별도로 취급되기 쉬우나 긴밀하게 연계되어 있음을 알아야 한다. 그래야 그 근원을 알고 정밀당뇨식이요법이 적용될 수 있는 범위를 파악할 수 있게 된다.

합병이 이미 시작된 경우 되돌릴 수 있는 경우는 있는가?

망막질환과 신장질환은 소혈관의 합병증으로 대단히 중요한 관찰인자이다. 대개의 경우 고혈당 상황을 잘 관리하면 소혈관의 합병증은 회복이 가능한 편이다. 단, 신부전이 진행되어 Creatinine이 대체로 3mg/dL[17]을 넘어가면 회복이 매우 어려워지기 시작한다. 그 이전에는 회복 가능성이 있다고 할 수 있다. 망막질환의 경우도 이미 손상이 된 조직부분은 회복이 어렵지만 혈당을 효율적으로 관리하면 더 이상의 진행을 멈추고 회복되는 경우도 많다. 기타 피부의 가려움, 염증의 회복지연 등은 혈당의 조절과 함께 자연스럽게 없어지는 경우가 흔하다.

대혈관질환에서는 소혈관질환의 결과인 고혈압을 얼마나 효율적으로 관리하는가에 따라 양상은 매우 달라질 수 있다. 신장 사구체 내 모세혈관들의 막힘이 많지 않아 혈당조절만으로도 다시 사구체여과율이 개선되면 혈압도 개선될 수 있고, 이어지는 뇌, 심장의 치명적인 합병도 예방 또는 줄일 수 있다.

때로 신장의 개선이 어려운 경우 적절한 혈압약을 써서라도 뇌, 심장 대혈관의 압력을 줄이는 것이 차선의 예방이 되기는 한다. 하지만, 대부분의 경우 대혈관질환까지 온 경우의 후유증은 치명적이거나 되돌리기가 어려운 경우가 많다.

---

17) 검사실마다 조금씩 다르나 대체로 0.8~1.2mg/dL를 정상으로 본다.

간염이나 췌장부전, 그리고 다양한 호르몬의 억제에 의한 합병증 등은 기본적으로 가역적이다. 따라서 시간은 좀 걸리지만 비교적 쉽게 정상으로 회복된다. 정밀당뇨식이요법을 통해 혈당을 극도로 제한하면 상응하여 체내의 인슐린은 급격히 정상범위로 떨어진다. 다른 호르몬들을 억제하던 힘은 거의 무력화된다. 과도했던 식욕은 빠르게 정상화되고, 갑상선 기능저하, 만성염증, 성욕감퇴, 불임, 다낭성난소증후군 등 과도한 인슐린에 의해 억제되었던 각종 호르몬들이 정상 분비되면서 다양한 문제들이 서서히 제자리로 돌아오게 되는 것이다.

합병을 예방하고 관리하기 위하여 혈당, 체중, 당화혈색소 외에 추가로 확인해야 할 정기적인 검사는 무엇이 있는가?

당뇨와 관련하여 혈당(공복당, 식후 2시간 혈당), 당화혈색소, 체중 등을 주기적으로 관찰하고 관리하는 것은 매우 중요하다.[18] 이유는 바로 합병을 예방하고 추적하기 위함이다. 따라서, 혈당이 올라감으로써 이어지는 생리, 병리적 기전을 관찰하여 합

---

18) 이에 대한 상세한 해설은 이전 항목들 참조.

병에 이르는 순차적인 과정을 표현하는 혈액검사들을 주기적으로 관찰해야 한다. 대략 초진 때 한 번, 이후 3개월에 한 번씩 하는 것이 권장된다.

우선 지질검사(Lipid test)이다. 총 콜레스테롤(Total Cholesterol), 중성지방(Triglycerides, TG), 고밀도지단백(High-density lipoprotein, HDL), 저밀도지단백(Low-density lipoprotein, LDL) 등을 확인한다.

다음으로, 간수치검사(Liver function test, LFT)도 필요하다. AST(Aspartate aminotransferase, 일명 GOT), ALT(Alanine aminotransferase, 일명 GPT), GGT(Gamma(γ)-glutamyl transferase) 정도가 중요하다. 과도한 포도당의 유입으로 1차 저장고인 간 표면에 저장된 지방이 시간이 지나면서 분해되어 비알코올성 간질환(Nonalcoholic fatty liver disease, NAFLD)을 일으키는 것은 많이 확인되었다.[19] 당뇨환자에게는 간손상의 정도를 관찰하는 것도 중요하다.

마지막으로 신장의 손상 정도를 파악하기 위해 혈액요소질소(Blood urea nitrogen, BUN), 크레아티닌(Creatinine, Cr.) 수치와 함께 사구체여과율(Glomerular filtration rate, GFR)을 필수로 관찰

---

19) A. DP, W.L. P, D.A. C et al., "Metabolic and nutritional profile of obese adolescents with nonalcoholic fatty liver disease", J Pediatr Gastroenterol Nutr, 2007, 44 (4), pp.446~52 참조.

해야 한다.

  그 외에 망막의 상태를 점검하기 위한 안저검사를 1년에 한 번 정도 하는 것이 권장된다.

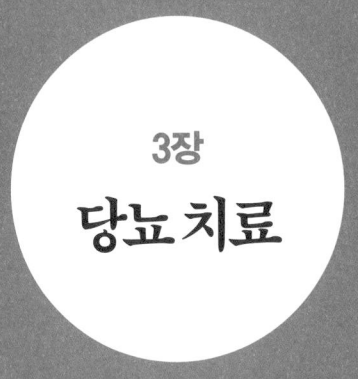

3장
당뇨 치료

Escape from Diabetes
by Precision Low-carb
& Periodic Fasting

현대의학의 치료방법은 무엇인가?

약물요법[1]이 주가 되고 있는 것이 현실이다. 한국, 미국, 캐나다, 영국 등 각 나라별로 환자들의 특징과 상황에 맞게 임상진료 지침의 적용기준과 강조점이 다르다. 최신의 연구 근거를 기반으로 합리적으로 지침을 개정해 오고 있는 캐나다 2018년 임상진료 지침에 따르면, 2형 당뇨를 처음 진단받은

---

1) 약물 사용에 대한 최신의 상세한 내용은 Cavaiola TS, Pettus JH. "Management Of Type 2 Diabetes: Selecting Amongst Available Pharmacological Agents (Updated Mar. 31, 2017)", In: Feingold KR, Anawalt B, Boyce A et al.(eds.), Endotext (Internet). South Dartmouth (MA): MDText.com, Inc., 2000. Available from: https://www.ncbi.nlm.nih.gov/books/NBK425702/ 참조.

경우 영양요법, 체중조절, 신체활동 등 건강행동요법(Healthy Behavioral Interventions)을 시작한다.

각자의 당화혈색소 목표치보다 +1.4% 이하에서 높은 사람의 경우 (즉 대다수 성인 1, 2형 당뇨환자의 당화혈색소 목표치는 7%이므로 +1.4%까지인 7.1~8.4%까지의 경우) 3개월의 건강행동요법으로 목표치에 도달하지 못하면 Metformin이라는 약물복용을 시작한다. 1.5% 이상으로 높은 경우 (즉 7.0% + 1.5% 이상이므로 8.5%이상일 경우) 건강행동요법과 함께 Metformin을 처음부터 사용하고,[2] 추가 약물도 고려할 수 있다. 간혹 고혈당증상이 심하게 있거나 급성당뇨의 극한상황[3]인 경우에는 인슐린을 처음부터 사용한다. 또한 상황에 따라 추가적인 경구혈당강하제나 인슐린 등을 다양하게 사용한다.

그 외에 심혈관질환을 포함한 합병을 예방하기 위하여 고혈압약, 고지혈증약, 아스피린[4] 등을 추가하기도 한다. 대개

---

[2] 1차 진료에서 6.0%만 넘어도 벌써 Metformin을 처방받아 복용하고 있는 경우를 너무도 흔히 보게 되는 것이 현실이다.

[3] 탈수(dehydration), 당뇨병성케톤산증(diabetic ketoacidosis, DKA), 고삼투압성고혈당증후군(hyperosmolar hyperglycemic syndrome, HHS) 등을 의미한다.

[4] 심혈관질환 및 뇌졸중을 경험한 적이 없는 경우 예방 목적으로 매일 저용량의 아스피린을 복용하는 것은 유익이 없다는 연구에 근거하여 2019년 3월 발표한 미국심장협회(American Heart Association, AHA)의 새로운 지침이 있으나 여전히 무분별

영양요법 또는 식이요법 등의 환자 교육이 동시에 대형병원에 소속된 임상영양사나 당뇨교실 등에서 부가적으로 시행되고 있는 편이다.

당뇨전단계(Prediabetes)나 예방적 차원에서 약물을 복용하는 것은 어떠한가?

교통사고 직전은 다친 것이 아니다. 교통사고 직전의 위험한 상황을 경험했다고 병원에 입원하거나 치료를 받지도 않는다. 누구에게나 노출된 사고위험이므로 복잡한 거리에서 교통사고를 예방하기 위하여 운전이나 보행을 주의할 필요는 충분히 있다.

공복혈당이 100~125mg/dL 정도 되는 당뇨전단계에서 식사, 운동, 체중조절 등의 적극적인 강조를 하는 것은 좋다. 미

하게 사용되고 있다. Arnett DK, Blumenthal RS, Albert MA, Buroker AB, Goldberger ZD, Hahn EJ, Himmelfarb CD, Khera A, Lloyd-Jones D, McEvoy JW, Michos ED, Miedema MD, Munoz D, Smith SC Jr, Virani SS, Williams KA Sr, Yeboah J, Ziaeian B, "2019 ACC/AHA guideline on the primary prevention of cardiovascular disease: a report of the American College of Cardiology/American Heart Association Task Force on Clinical Practice Guidelines", Circulation, 2019 참조.

리 약물까지 처방하는 것이 필요하다는 견해부터 아무런 강조를 하지 않고 그냥 음식절제와 운동 같은 일반인 누구에게나 하는 정도의 지침을 하겠다는 의사들까지 다양하다.[5] 후자를 지지한다. 사고를 경험하지도 않았는데 아플지 모른다고 진통제를 복용하는 것과 같다고 본다. 당뇨전단계는 아직 당뇨가 아님을 다시 한번 기억하시라.

약을 복용하는 것과 인슐린 주사 어느 쪽이 나은가? 각각의 부작용은?

다양한 종류의 경구혈당강하제는 모두 부작용이 있다. 약물의 작용에 의한 부작용이다. 약물마다 각기 다르지만 공통적으로 위장관계의 문제를 일으키는 경우가 많다. 어떤 방법으로든 혈관 중에 포도당의 농도를 떨어뜨리는 것이 목적인 약들이므로 근육과 뇌로 가는 포도당의 양이 줄어들게 된다. 따라서 피로감이나 무력감이 쉽게 온다. 심한 경우는 저혈당 현상이 와서 떨리거나 어지럽거나 쓰러지기도 한다.

---

5) "2장 당뇨전단계는 무엇인가?" 그리고 The New York Times, "You're 'Prediabetic'? Join the Club", Dec.16, 2016 기사 원문과 이에 대한 해설을 한 필자의 책 Dr. Younkuk Choi's ECM Eyes, Current Medical News Commentaries 참조.

인슐린 역시 혈액 속의 과도한 포도당을 지방으로 저장하게 하는 충실한 작용이 곧 살을 찌게 하는 부작용과 연결된다. 특히 2형 당뇨에서는 다른 호르몬들을 억제하여 심각한 합병증들을 파생한다.[6]

따라서, 경구혈당강하제든 인슐린이든 모두 주치의의 정밀한 처방과 관찰이 절대적이다.

1형 당뇨에서는 인슐린을 필수로 쓸 수밖에 없다. 다른 대안은 현재 인슐린을 미세한 바늘이 달린 캡슐에 넣어 위벽에서 흡수되도록 하는 연구가 진행 중[7]이라고 하나 아직은 주사로 맞거나 인슐린펌프를 착용하여 조절해야 하는 것이 보편적이다. 하지만, 정밀당뇨관리를 통해서 사용량을 많이 줄일 수 있다.

2형 당뇨는 상황이 많이 다르다. 약물을 전혀 사용하지 않고도 충분히 관리가 가능하다. 오히려 약물 사용이 방해가 될 때도 많이 있다. 드물게 최소한의 약물을 유지해야 하는 경우가 있기는 하지만, 그 비율은 매우 적다. 처음부터 완전히 중

---

6) "2장 당뇨를 방치하면 어떤 위험과 합병이 있고 그 이유는 무엇인가?" 참조.

7) Massachusetts Institute of Technology, "New pill can deliver insulin through the stomach", Science Daily, Feb. 7, 2019 참조.

단하는 것이 유리할 때도 많다.

대개 정밀당뇨관리를 시작하면 수일 내지 수주 이내에 매우 빠른 속도로 당수치가 정상범위까지 내려가는데,[8] 불안한 마음에 복용해오던 대로 약물을 복용하면 상대적으로 과도한 용량이 되어 버린다. 따라서, 저혈당 증상을 경험하게 되기도 하니, 당수치를 관찰하면서 적극적으로 줄이거나 중단해야 한다. 다만, 2형 당뇨를 수십 년 이상 오래 앓아 왔거나 약물 중 Sulfonylurea 성분을 장기간 복용해 온 경우는 췌장의 회복과 당뇨로부터의 탈출이 매우 늦을 수 있으므로 Metformin과 같은 약물을 사용하다가 서서히 줄여가는 것이 훨씬 유리할 수 있다.

약과 인슐린으로 당화혈색소를 낮게 유지하는 것이 더 유리하지 않은가?

경구혈당강하제든 인슐린이든 약물만으로 당화혈색소를 낮추는 것은 효율적이지 않다. 무슨 방법이 되었든 절제된 식이

---

8) 정확한 지침을 숙지하고 실천하게 되면 바로 시작 당일부터 정상범위의 수치를 확인하게 되는 경우도 매우 흔하다. 과장이 아니다. 직접 체험하고 확인해보기 바란다.

요법이 병행되지 않으면 의외로 당화혈색소는 잘 떨어지지 않는 경우가 많다. 반면, 약물 사용이 전혀 없이 식이요법과 운동, 체중조절 등으로 당화혈색소를 낮추는 것이 훨씬 효과적일 수 있다. 마음껏 먹고 운동하지 않고 약이나 인슐린만 열심히 사용하면 당화혈색소의 관리와 장기적으로 합병예방이 가능할 것이라는 오해는 하지 않는 것이 좋다.

한 가지 더 중대한 문제가 있다. 약물 사용을 통하여 인위적으로 당화혈색소를 낮추었을 때 오게 되는 부작용이다. ACCORD(Action to Control Cardiovascular Risk in Diabetes)라고 명명한 대규모 임상시험에서 당화혈색소 6.4%를 달성한 집중치료군(Intensive control group)의 유의미한 사망률 상승은 시사하는 바가 크다. 세계적으로 당화혈색소의 목표치를 7%로 조정하는 데 결정적인 영향을 준 연구결과였다.

그 외에도 ADVANCE(Action in Diabetes and Vascular Disease-Preterax and Diamicron Modified Release Controlled Evaluation), VADT(the Veterans Affairs Diabetes Trial) 등 대규모 임상시험들의 결과 당화혈색소를 적극적으로 더 낮춘 그룹에서 심혈관질환이나 사망률을 유의미하게 줄일 수 없었음[9]에도 주목할

---

9) 당화혈색소를 더 낮게 유지하는 것에 대한 유불리의 결과를 관찰하기 위해 시행되었

필요가 있다.

당뇨가 있을 경우 콜레스테롤, 고혈압 약은 꼭 같이 복용해야 하는가?

약은 항상 꼭 필요한 이유가 있을 때 사용하는 것이다. 과식으로 인한 포도당의 체내 과도한 유입이 혈당을 정상보다 많이 올리고, 그 잉여가 중성지방(Triglyceride, TG)과 나쁜 콜레스테롤(Low-density lipoprotein, LDL)의 수치를 높인다. 동시에 높아진 혈당으로 혈관의 내벽은 지속적인 손상과 회복을 반복하여 두터워지므로 신장과 망막 등에 분포한 모세혈관들은 가장 먼저 영향을 받고, 이후 대혈관의 압력까지 오르는 고혈압이 따르게 된다. 이런 상황에서 과식으로 인한 체내 유입 포도당을 줄여서 높아진 콜레스테롤과 모세혈관의 압력을 줄이면 모든 문제가 순차적으로 정상으로 되돌아간다.

이를 외면하고, 즉 문제의 원인인 과식을 줄이지 않고 높아

던 역사적인 임상시험들인 UDDT, UKPDS에서부터 ACCORD, ADVANCE, VADT까지 분석과 입장을 잘 정리해둔 미국당뇨협회(American Diabetes Association, ADA)의 Skyler JS, Bergenstal R, Bonow RO et al., "Intensive glycemic control and the prevention of cardiovascular events: Implications of the ACCORD, ADVANCE, and VA diabetes trials", Diabetes Care, 2009, 32 (1), pp.187~92 참조.

진 콜레스테롤과 혈압을 약물로 억지로 낮추게 되면, 유익을 얻기보다 콜레스테롤약과 혈압약의 부작용까지 더 합해질 수도 있게 된다. 따라서, 대부분 2형 당뇨에 정밀당뇨관리를 시행하는 경우 콜레스테롤약이나 고혈압약을 함께 복용할 이유가 거의 없어지게 된다.

예외의 경우가 있다. Sulfonylurea 성분의 약을 장기간 복용해 왔거나 인슐린과 약물들을 매우 복합적으로 수십 년 사용하여 당뇨탈출에 시간이 많이 예상되는 경우는 달리 접근할 필요가 있다. 췌장의 회복으로 인한 스스로 혈당을 조절할 수 있는 상황으로 전환되는 데 시간이 많이 필요하다. 그 중간 과정에 이미 콜레스테롤과 혈압이 과도하게 올라와 있는 경우 각각의 조절을 위한 약물의 일시적 사용은 단점보다 장점이 좀 더 있을 수 있긴 하다.

하지만, 결국은 필요가 없게 되는 경우가 대부분이다. 각 약물에 대한 부작용에 더 민감한 사람들은 반드시 주치의와 상의하고 스스로도 더욱 주의해야 한다.

현대의학의 치료방법으로 합병을 효과적으로 막을 수 있는가?

역사적인 대규모 임상시험들의 결과는 인슐린과 약물을 사용한 집중치료군(Intensive control group)에서 대체로 망막, 신장, 신경병증 등 소혈관질환의 합병증을 막는 데는 유의미한 결과들을 보이고 있다. 하지만, 뇌졸중과 같은 심혈관질환(Cerebro-, Cardio-vascular disease, CVD)인 대혈관질환의 합병을 막는 역할은 여전히 불분명하였다. ACCORD 연구에서는 심혈관질환의 예방효과는 뚜렷하지 않았고 오히려 유의미한 사망률의 증가가 있었다.[10]

결론적으로 현재까지는 약물을 중심으로 하는 현대의학의 치료방법이 소혈관질환의 합병은 어느 정도 막는 역할을 할 수 있으나, 생명과 직결되는 대혈관질환의 합병을 막는 데는 문제와 한계가 크다고 할 수 있다.

현대의학의 치료방법에 한계가 있다면 다른 대안은 무엇이 있는가?

당뇨를 포함한 대사질환의 치료에 약물 사용의 한계와 부작용 등을 인식하고 식이요법, 즉 먹는 방법과 먹는 종류에 대하

---

10) Skyler JS, Bergenstal R, Bonow RO et al., "Intensive glycemic control and the prevention of cardiovascular events: Implications of the ACCORD, ADVANCE, and VA diabetes trials", Diabetes Care, 2009, 32(1), pp.187~92 참조.

여 새로운 길을 찾는 연구와 임상을 하는 의료인 및 연구자 그룹이 있다. 여전히 소수이지만 확실한 실제적 효과가 있다 보니 비약적으로 발전하고 있는 상황이다.

캐나다 토론토 대학의 Dr. David Jenkins[11]가 발명한 당지수(Glycemic Index, GI)의 개념이 기초가 된다. 이는 호주 시드니 대학의 Jennie Brand-Miller를 중심으로 한 연구그룹[12]에 의해 세계적으로 널리 활용되고 있다. 당지수(GI)는 특정 음식이 체내에서 얼마나 당수치를 많이 올리는 가를 0에서 100 사이의 지수로 표현한 것이다. 따라서, 당지수가 낮은 음식을 위주로 섭취하는 다양한 방법을 제시하고 있다.

미국 University of Southern California의 Valter Longo 교수는 극소식(Fasting mimicking diet, FMD)과 단식(Fasting diet)에 대한 세포재생효과의 실험연구[13]를 통하여 당뇨와 대사질환

---

11) 영국 옥스포드 대학을 졸업하고 토론토 대학에서 영양과학(Nutritional Science)과와 의학(Medicine)과의 교수로 있다. St. Michael's Hospital의 Li Ka Shing Knowledge Institute 소속 과학자이기도 하다. 그가 발명한 당지수(Glycemic Index)의 개념은 식이요법으로 당뇨 및 대사질환을 치료하려는 다양한 시도의 중요한 근간이 되고 있다.

12) 시드니 대학의 Boden Institute of Obesity, Nutrition, Exercise and Eating Disorders and Charles Perkins Centre. glycemicindex.com 참조.

13) Cheng, Chia-Wei et al., "Fasting-mimicking diet promotes Ngn3-

치료에 중요한 기초지식을 제공해주고 있다. 이 실험연구를 바탕으로 현재 임상연구가 진행 중이라고 한다.[14]

저탄수화물(Low carb), 고지방(High fat), 간헐단식(Intermittent fasting)법 등을 공통분모로 하고 있는 미국의 Dr. Sarah Hallberg, 캐나다의 Dr. Jason Fung, 스웨덴의 Dr. Andreas Eenfeldt 등의 활동도 주목할 만하다. Dr. Hallberg는 저탄수화물 고지방식(Low carb & high fat diet)에 기반한 online 환자관리체계를 구축하고 Virta Health라는 회사와 연합하여 현재 그 임상치료결과들을 모아 연구와 비즈니스[15]를 활발하게 하고 있다.

Dr. Fung은 The Obesity Code, The Diabetes Code 등의 베스트셀러를 통하여 저탄고지간헐단식(Low carb, high fat and intermittent fasting, LHIF)의 이론적 기전을 널리 알리고 있다. 동시에, 근거에 기반한 집중식이관리(Intensive Dietary

---

driven β-cell regeneration to reverse diabetes", Cell, 2017 참조.

14) 2018년 1월 출간한 Valter Longo의 The Longevity Diet 참조. 아직 한국어 번역은 없다.

15) https://www.virtahealth.com 참조.

Management, IDM) 프로그램[16]을 자체 개발하여 임상과 강연활동을 활발하게 하고 있다. Dr. Eenfeldt는 스웨덴을 기반으로 저탄고지간헐단식(LHIF)의 당뇨 및 대사질환 치료효과에 대한 이론적 설명, 임상자료의 수집과 소개, 실천을 위한 레시피 개발 등의 홍보활동[17]을 활발히 하고 있다.

미국의 Dr. William Li는 암의 예방과 치료에 관한 음식연구[18]로 유명하나 최근에는 당뇨 치료에 관하여도 언급이 많아지고 있다.

그 외에도 전 세계의 수많은 의료인들이 당뇨와 대사질환의 치료에 약물이 아닌 음식이 중요한 치료도구라는 인식전환과 나름의 연구결과들을 공유하고 있는 중이다.

현대의학에서 당뇨 치료는 여전히 약물요법이 절대다수를 이루고 있지만, 이와 같이 한계에 대한 인식을 바탕으로 음식종류와 식사방법에서 새로운 길을 찾아가는 활발한 모습을 볼 수 있다.

---

16) https://www.idmprogram.com 참조.

17) https://www.dietdoctor.com 참조.

18) 관심이 있으면 그의 Ted 강연 "Can We Eat to Starve Cancer?"와 최근 출간한 Eat to Beat Disease 참조.

식이요법만으로 당뇨를 완치할 수 있는가? 그렇다면 국제적인 사례와 연구는 충분히 있는가?

2형 당뇨를 중심으로 대다수의 당뇨는 식이요법만으로 충분히 완치가 가능하다. 무엇을 먹을 것인가(What-To-Eat)와 어떻게 먹을 것인가(How-To-Eat)이 두 가지가 관건이다. 아직은 통일되지 않은 다양한 방법들이 존재하고 논란이 되는 부분들도 있다. 하지만, 대체로 음식의 종류와 먹는 방법을 바꾸므로 오랜 2형 당뇨환자들이 약물, 인슐린 등의 사용을 완전히 중단하거나 현저히 줄이고도 당화혈색소를 중심으로 한 당뇨 및 대사질환의 지표들이 현저하게 개선, 완치 및 유지되는 사례들[19]과 신뢰도 있는 근거와 연구결과들[20]이 지속적으로 발표되고 있다.

영국에서는 DiRECT라 명명한 당뇨 완치 임상시험(Diabetes Remission Clinical Trial, DiRECT) 연구를 대규모로 시행하였다. 절

---

19) 1. Furmli S, Elmasry R, Ramos M, Fung J, "Therapeutic use of intermittent fasting for people with type 2 diabetes as an alternative to insulin", BMJ Case Rep., 2018, bcr-2017-221854 참조.

20) McKenzie AL, Hallberg SJ, Creighton BC, Volk BM, Link TM, Abner MK, Glon RM, McCarter JP, Volek JS, Phinney SD, "A Novel Intervention Including Individualized Nutritional Recommendations Reduces Hemoglobin A1c Level, Medication Use, and Weight in Type 2 Diabetes", JMIR Diabetes, 2017, 2(1), e5 참조.

제된 식사법을 통하여 체중을 줄이는 것(Weight loss)이 2형 당뇨를 완치하는 데 기여하는 정도를 연구한 것이었다. 연구 1년째의 결과는 참여자의 반 정도가 약물을 완전히 중단하고 당뇨가 아닌 상태로 완치(remission)되었음을 발표했다.[21] 2년째의 연구결과를 2019년 봄에 추가로 발표하였는데, 2/3 이상의 2형 당뇨환자들이 완치상태를 유지하였고, 이는 감소된 체중을 유지하는 정도와 연관이 된다고 보고했다.[22]

1형 당뇨는 식이요법을 병행할 때 인슐린 사용을 현저히 줄일 수 있고, 2형 당뇨는 식이요법만으로도 충분히 완치가 가능하다는 근거들이 계속 나오고 있다. 또한, 일시적인 것이 아니라 완치 후 체중을 잘 관리하면 완치상태를 지속 가능하다는 것도 주목해서 보아야 한다.

---

21) Lean ME, Leslie WS, Barnes AC et al., "Primary care-led weight management for remission of type 2 diabetes (DiRECT): an open-label, cluster-randomised trial", Lancet, 2018, 391 (10120), pp.541~51 참조.

22) 1. Lean MEJ, Leslie WS, Barnes AC et al., "Durability of a primary care-led weight-management intervention for remission of type 2 diabetes: 2-year results of the DiRECT open-label, cluster-randomised trial", Lancet Diabetes Endocrinol, 2019, 7 (5), pp.344~55 참조.

식이요법만으로 당뇨를 치료할 수 있는 이유와 과학적 근거는 무엇인가?

당뇨의 원인은 생활방식과 유전자, 호르몬 등의 문제로 인슐린이 분비되지 않거나 분비된 인슐린이 제 역할을 못한다고 정의되고 있다.[23] 가장 많은 비율을 차지하는 2형 당뇨의 경우 생활방식의 문제 중 비만(Obesity)과 과체중(Overweight)을 지목하고 있다. 유전자나 가족력을 지적하기도 하나 아직 많은 연구가 더 필요하다.

공통적으로 분명하게 가장 많은 당뇨환자들의 원인을 지목하자면 당연 비만과 과체중이고 이는 결국 과식이 주범이다. 운동을 안하거나 신체 활동량이 적은 것도 영향은 있지만 결정적이지는 않다. 식사를 절제하지 않고 운동에만 집중하는 것은 매우 비효율적인 체중조절법이다.[24]

---

23) The National Institute of Diabetes and Digestive and Kidney Diseases(NIDDK), "Health Information Center", https://www.niddk.nih.gov/health-information 참조.

24) 사람마다 체내에서 칼로리를 소비하는 기본비율이 다르므로 칼로리 이론은 지지하지 않는다. 하지만, 단순비교과 이해를 위해 500calories를 더 먹고 소비를 위해 운동을 한다고 하자. 이를 다 소비하려면 대략 6km 정도를 달려야 한다고 한다. 걷기로는 2시간, 산행으로는 3시간 정도의 시간이 걸리는 거리다. 체중조절에 있어 Shawn M. Talbott이라는 학자는 경험적으로 75%의 식이와 25%의 운동으로 정의하나 필자의 경험에 의하면 체중조절은 90% 이상의 식이와 10% 이하의 운동이라고 보인다. "Exercise Vs. Diet: The Truth About Weight Loss"

따라서, 식사를 극도로 소식하거나 단식을 주기적으로 적절히 잘 활용하는 식사의 방법(How-To-Eat)과 같은 양을 먹더라도 에너지 전환이 매우 빠른, 즉 당지수(Glycemic Index, GI)가 높은 음식의 비율을 낮추고 당지수가 낮은 음식을 위주로 식단을 구성하는 방법으로 식사의 종류(What-To-Eat)를 과학적 근거를 가지고 선택하는 것만으로도 훨씬 효과적인 체중감량이 가능하다. 이는 곧 대부분의 2형 당뇨를 정상화하여 완치하는 데 직결되는 방법이 된다. 동시에, 이러한 방법이 1형 당뇨에 적용되면 사용하는 인슐린의 양과 횟수를 현저히 줄일 수도 있는 것이다.

Huffpost, Apr. 30, 2014 (updated Dec. 6, 2017) 참조.
이 견해를 지지하는 많은 연구들이 있으나 미국립보건원(NIH) 산하 The National Institute of Diabetes and Digestive and Kidney Diseases(NIDDK)의 Dr. Kelvin Hall의 언급과 연구를 소개한다. "If you do go to the gym and you burn all these calories, it takes you so long time to do so and you put in a great amount of effort, you can erase all of that in five minutes of eating a slice of pizza.(체육관에 가서 모든 칼로리를 태우는 데 많은 시간이 걸리고 엄청난 노력이 필요하지만, 이 모든 노력은 피자 한조각을 먹고나면 단 5분 만에 모두 사라지게 된다.)"
"Why you shouldn't exercise to lose weight, explained with 60+ studies", Vox, Oct. 31, 2017의 잘 정리된 기사와 포함된 Youtube 동영상 참조.

약물요법에서 식이요법으로 바로 전환, 병행요법 후 식이요법, 계속적인 병행요법 어느 방법이 가장 최선인가, 약물을 줄여 나간다면 효과적인 요령은?

2형 당뇨에서 식이요법의 효과는 대개 즉각적으로 나타나는 편이다. 따라서, 당화혈색소가 10% 이상 정도 되는 경우가 아니면 약물요법을 바로 중단하고 식이요법을 시작해도 좋다. 물론, 이와 관련한 충분한 훈련이 된 의료인의 지도하에서 말이다. 식이요법의 즉각적인 효과에 반신반의하다가 기존 약물 복용량이 상대적으로 과도하게 되어 오히려 저혈당의 부작용을 경험하게 되는 경우가 많다. 식이요법을 시작하는 단계에서 혹 일정기간 약물요법을 병행하더라도 자가 혈당 체크를 매일 해서 혈당의 추이를 보아 적극적으로 약물을 줄여 나가야 할 필요가 있다.

당화혈색소가 10% 이상에서 시작을 하는 경우 일단은 약물요법을 병행해도 좋다. 다만, Sulfonylurea 성분이 들어 있는 약물은 우선적으로 제거할 필요가 있다. 인슐린 주사를 함께 사용하는 경우라면 경구혈당강하제를 먼저 중단하는 것이 유리한 경우가 많다. 이후 인슐린의 단위를 적극적으로 줄여가며 최종 약물요법에서 벗어나는 것이 좋다. 매우 드물게, 대략 10명 중 1명 정도의 경우 약물요법을 결국 병행하는 것이 유리할 수가 있으니 이는 전문의사의 판단과 지도를 따르는 것이 필요하다.

단식(Fasting)과 극소식(Fasting-mimicking diet)은 당뇨 치료에 유리한가?

2형 당뇨의 치료에는 단식이나 극소식이 필수이다. 과식으로 인한 혈당의 상승, 인슐린의 폭등을 진정시켜 되돌릴 수 있는 유일한 방법이라 할 수 있다. 단, 불규칙한 단식은 금물이다. 반드시 규칙적인 단식(Periodic fasting, PF)이어야 한다. 1형 당뇨의 경우도 단식이나 극소식은 췌장세포의 재생에 기여하거나 적어도 약물 사용을 현저히 줄일 수 있게 해준다.

하루 중 한 끼 또는 두 끼를 단식하거나 한 주에 하루, 또는 한 달에 며칠씩 규칙적으로 하는 것도 좋은 방법이 된다. 다양한 문화권에서 종교적·문화적 이유로 주기적인 단식은 널리 행해지고 있다. 짧게 주기적으로 행하는 단식훈련은 당뇨, 비만, 대사질환을 극복하거나 치료하는 것을 넘어 다양한 건강적 유익이 있다.

과학적인 근거도 충분하다. 2018년 1월 The Longevity Diet를 출간한 University of Southern California의 Valter

Longo 교수는 자신의 실험과 관찰에 의하여 1년에 3~4회, 한 번 할 때 5일 정도의 단식을 권장한다. 단식의 효과를 가장 극대화할 수 있다고 한다. 실험적·임상적 근거도 있고 효과도 크지만 대단한 의지도 함께 필요하다. 2016년 노벨 생리의학상을 수상한 일본의 Dr. Yoshinori Ohsumi는 손상세포나 독성물질의 자식작용(autophagy) 역시 단식이나 극소식 중에 발현됨을 밝혔다. 이런 세포의 청소작용이 없이 쌓이게 되면 암이나 감염질환을 극복하기 어렵게 된다.

당뇨와 비만에 간헐단식을 적용하여 세계적인 명성을 쌓고 있는 Dr. Jason Fung 역시 단식과 저탄수화물식의 효과를 동료의사들과 환자들에게 널리 알리고 있다. 이미 저탄수화물간헐단식(Low Carb & Intermittent Fasting)은 수많은 전세계 의사들에게 당뇨 완치방법을 넘어 다낭성난소증후군(Polycystic ovary syndrome, PCOS), 불임 및 자가면역질환, 정신신경계질환에 이르기까지 그 다양한 효과들을 활발히 보고하고 있다.[25]

여전히 의학계의 주류에서는 매우 제한적으로 권장되기는

---

25) 2018년 하반기부터 시작된 Low Carb MD나 Dietdoctor 등의 Podcast는 관련 의사들과 전문가들 사이에 매우 활발한 경험과 의견공유의 장이 되고 있다.

한다. 하지만, 전 세계의 의료인과 환자들이 활발히 참여하여 근거를 만들어 가고 있으므로 당뇨탈출의 주 치료방법으로 자리잡을 날도 멀지 않을 것으로 기대한다.

저탄수화물 고지방식, 일명 키토제닉 다이어트와 간헐단식이 유행하는데 당뇨 치료에 도움이 되는가?

Atkins, Dukan, Paleo, 키토제닉(Ketogenic), 간헐단식(Intermittent fasting, IF) 등 수많은 종류의 체중조절을 위한 다이어트법이 있어 왔다. 그 외에도 Plant-based, Vegan, Pescatarian, Carnivore, Low fat, Low calorie, Mediterranean diet 등 매우 다양한 방법과 목적의 식사법들이 나름의 이유와 근거, 역사를 가지고 존재하고 있다. 주로 체중을 감량하여 건강과 미용적 목적을 달성하기 위한 경우가 많았던 것이 사실이다.

질병을 치료하는 데 있어서 음식이나 식사법은 항상 보조적인 위치에 있어 왔다. 약물요법이나 수술법과 같은 치료의 중심방법으로 인식되는 분야는 극히 적고 역사도 짧은 편이다. 하지만, 과식, 과체중, 비만, 당뇨, 소혈관질환 합병증, 대혈관질환 합병증, 사망으로 이어지는 일련의 대사질환을 예방 또는 치료하는 방법으로 더 이상 보조적인 위치에 머물기에는 적절하지 않다. 과학적 타당성과 의학적 근거들이 충분히 쌓이고 있다. 적어도 약물요법 등이 주 치료방법으로 있기에는 무리가 많다는 근거들이 이미 많이 제시되었다.

물론, 현실은 아직 의료의 선진국들에서 적용이 시작되는 단계이기는 하다.[26] 약물요법과 수술요법 등을 주 치료방법으로 사용하여 그 한계를 먼저 인식하고 연구할 여력이 있는 곳에서 대안을 찾고 현실화하고 있는 중이다.[27]

유행하는 식이요법은 크게 두 가지로 대별된다. 우선 무엇을 먹을 것인가(What-To-Eat, WTE)와 어떻게 먹을 것인가(How-To-Eat, HTE)이다. 무엇을 먹을 것인가(WTE)는 무슨 이름을 붙이든 결국 당지수(Glycemic Index, GI)가 낮은 음식[28]들의 조합이

---

26) 영국, 캐나다, 호주 등에서는 최근 몇 년 사이 의료 전문가들이 단체를 결성하여 고탄수화물, 저지방을 지향하는 국민식품 권장지침을 개정하려는 노력이 활발하다. 영국의 Public Health Collaboration(PHC), 캐나다의 Canadian Clinicians for Therapeutic Nutrition(CCTN) 등이 대표적이다. 서호주 정부(Western Australia government)는 저탄수화물식(Low carb diet)이 2형 당뇨환자의 관리(management) 뿐만 아니라 완치(remission)에도 중요한 선택지라는 보고서를 채택하고 적극적인 행보를 보이고 있다. 반면, 미국은 개별 의사나 연구자 그룹 차원에서 활발한 활동을 보이고 있고, 한국은 아직 의료계의 인지 자체가 미미한 편이다. "Landmark diabetes report says low-carb is a top option", Diet Doctor, Apr. 19, 2019, https://www.dietdoctor.com 참조.

27) "3장 현대의학의 치료방법에 한계가 있다면 다른 대안은 무엇이 있는가?" 참조.

28) 3장에서 설명한 캐나다 토론토 대학의 Dr. David Jenkins와 호주 시드니 대학의 Jennie Brand-Miller를 중심으로 한 연구그룹의 기초과학적 공헌은 지대하다.

라는 공통분모로 귀결된다. 또한, 어떻게 먹을 것인가(HTE)는 결국 어떻게 적은 양을 먹을 것인가라는 공통목표를 가진다. 즉 인체 내로 들어가는 음식의 총량을 식욕을 달래거나 속여 가며, 때로는 무시해서라도 극도로 절제함으로써 얻게 되는 큰 유익을 추구하는 것이 핵심이 된다.

따라서, 당뇨를 치료하는 데 있어서 장단점과 효율성의 차이는 있지만, 어떠한 방법이나 이름이든 첫째, 당지수(GI)가 낮은 음식을, 둘째, 적게 먹는 이 두 가지 원칙을 내재한 식이요법이 중심 되면 당뇨탈출에 도움이 될 뿐만 아니라 가장 중요한 치료 선택이 됨을 알아야 할 것이다.

가장 최선의 식이요법은 어떤 것인가?

당뇨를 치료하는 가장 중요한 방법으로 약물요법에서 식이요법으로의 전환은 늦지만, 탄탄하게 근거를 쌓아가며 활발하게 진행 중이다.[29] 다양하게 소개되는 식이요법 중 어떤 방법이 가장 좋을 것인가는 때로 혼란스러울 수 있다.

---

29) 물론, 한국은 제외하고 말이다. 한국에서도 진지하게 연구하고 임상에 적용하여 환자들의 당뇨탈출을 돕는 전문가 그룹이 만들어지기를 희망해본다.

다음의 네 가지를 만족하는지 꼭 확인하라. 첫 번째는 당지수(Glycemic Index, GI)가 낮은 음식을 주로 권장하는 식사법인가이다. 보통 밥이나 빵은 거의 최고의 당지수인 100에 가깝다. 대부분의 곡식류가 그렇다. 그래서 많은 식이요법에서 저탄수화물식(Low carb diet)을 권장하는 것이다. 어육류에 해당하는 단백질은 탄수화물이 포함되어 있지 않으므로 측정에서 제외된다. 보통 에너지로 직접 사용되기보다는 인체 조직을 구성하는 역할을 한다. 하지만, 상황에 따라 다른 경로를 통하여 에너지를 공급하는 정도를 추산하여 비교하면 중간 정도 레벨의 에너지를 서서히 제공하는 역할을 한다고 볼 수 있다. 채소류는 당지수가 대체로 낮은 편이나 뿌리채소는 그리 낮지 않으니 그 양에 주의를 해야 한다. 당지수가 높은 음식은 그 섭취량을 많이 줄여야 한다.

두 번째는 식사의 총량이다. 하루 중 대사, 운동 등으로 사용하는 에너지를 넘지 않는 식사량이어야 한다. 대체로 일반적인 사무직의 활동량을 기준으로 하면 현대인의 식사량은 과도한 경우가 거의 대부분이다. 일반화는 어렵지만 간단히 보면 배가 고파서 식사를 하는지, 배는 고프지 않으나 식사 때가 되어 습관적으로 식사를 하는지 한번 점검해 볼 일이다. 또한, 배가 차서 부를 때까지 먹는지, 다소 모자란다는 느낌으로 식사를 하는지도 확인해 볼 일이다.

세 번째는 규칙적인 식사를 권장하는지, 네 번째는 사람마다 각자에 맞는 개인화된 식사(individualized, personalized, precision diet)를 권장하는지 등을 기준으로 확인해보는 것이 필요하다.

이 네 가지 기준을 충분히 만족한다면 최선의 식이요법을 넘어 최고의 식이요법이 될 수 있다. 일차적으로 당뇨를 완치하는 식이요법으로, 부가적으로 체중감량을 통한 질병예방과 미용적, 심리적 개선까지 여러 가지 이득을 얻을 수 있게 된다. 첫 번째, 두 번째의 조건을 만족시키는 '최선'의 식사법은 다행히 최근 그 가치를 인정받기 시작하고, 많은 연구와 임상이 세계적으로 이루어지고 있으므로 긍정적이다. 하지만, 세 번째와 네 번째 조건까지 만족시키는 '최고'의 식사법은 아직 존재하지 않는 듯하다. 정밀당뇨식이요법(Precision Diet for Diabetes)을 기반으로 하는 정밀당뇨관리법(Precision Diabetes Care, PDC)이 나오게 된 이유이다.

4장 정밀당뇨 식이요법

Escape from Diabetes
by Precision Low-carb
& Periodic Fasting

정밀당뇨식이요법은 무엇이며 구체적인 방법은?

정밀, Precision이란 용어는 개인화(Personalized, Individualized)라는 용어[1]의 최신 버전이다. 당뇨를 식이요법으로 고친다는

---

1) Precision Medicine이라는 용어에서 차용해왔다. 미국립보건원(NIH) Precision Medicine Initiative의 정의에 따르면 "유전자, 환경, 생활방식에 따라 개인의 다양성을 고려하여 질병의 예방과 치료를 하는 최신의 접근방법(an emerging approach for disease treatment and prevention that takes into account individual variability in genes, environment, and lifestyle for each person)"이라고 하는데, personalized, individualized, 맞춤 등의 용어에서 발전하여 혼용하고 있다. 이는 한국 전통의학에서 오랫동안 질병의 치료와 예방에 기초적으로 적용해온 '체질'이라는 개념과 가장 유사하다고 생각된다. 계속 설명하겠지만, 필자가 고안한 당뇨 치료법은 사람에 따라 식사의 종류와 방법을 달리 적용하는 식이요법을 가장 중요한 기반으로 하므로 '정밀(Precision)'이라는 개념이 적절하게 적용되고 있다고 판단하여 '정밀당뇨관리(Precision Diabetes Care)'라고 새롭게 만든 용어이다.

여러 가지 방법이 있다. 공통점은 저탄수화물식(Low carb)과 단식(Fasting) 또는 단식에 가까운 극소식(Fasting mimicking diet, FMD)의 두 가지다. 가치 있는 방법이다. 또한, 과학적·의학적 근거도 충분하다. 아직은 소수의견으로 치부되고 있지만, 차츰 전 세계의 여러 의사, 연구자, 체험자 등을 통하여 점점 더 많이 알려지고 있는 중이다[2]. 반길 일이다.

그러나 결정적인 문제가 있다. 이를 보완하고 당뇨와 대사질환 등을 치료하는 최전선에 있는 의료인으로서 필자가 체험하고 연구해 완벽에 가까운 식이요법[3]으로 고안한 것이 정밀당뇨식이요법(Precision Diet for Diabetes)이다. 핵심은 개인마다 식사의 종류와 방법을 달리해야 한다는 것이다. '정밀(Precision)'이라는 최신 용어를 붙인 이유이다. 20년 가까이 1차진료에서 적용해오고, 많은 동료 의료인들에게 전달하여 동일한 2형 당뇨 완치의 혁신적인 결과들을 얻어온 방법이므로 임상적으로는 충분히 증명되었다고 할 수 있다. 2형 당뇨 완치의 결과들을 수집하여 연구자료로 발표하고 학술적 근거를 만들어 가는 것이 진행 중인 숙제이다.

---

2) "3장 당뇨 치료" 참조.

3) '완벽한' 식이요법은 신의 영역이라고 믿는다.

구체적인 방법은 다음의 네 가지가 핵심이다. 제일 우선으로 규칙적인 단식(Periodic fasting, PF)이나 단식에 가까운 극소식(Fasting mimicking diet, FMD)을 하는 것이다. 특히 2형 당뇨는 과식[4]으로 인한 체내 포도당 폭증, 인슐린 폭등, 췌장부전에 가까운 기능저하를 일으키는 일련의 현상이다. 극도로 식사량을 줄임으로써 모두 정상화될 수 있는 가역적 과정들이다. 따라서, 완치가 가능하다. 출발점인 과식을 제어하지 않고 중간 과정들을 억제하는 다양한 종류의 당뇨 약(Antihyperglycemic agents)을 쓴다는 것은 임시방편일 뿐만 아니라 약물로는 완치에 이르지 못하게 되는 이유이기도 하다.

대개 식후에 배가 부르다고 느끼면 과식인 경우가 많다. 위장의 80% 정도만 채우라는 금언을 기억하라. 조금 더 먹었으면 할 때가 바로 그때다. 극소식의 실질적인 방법으로는 다음 식사 30분에서 1시간 전에는 배고픔을 충분히 느낄 수 있을 만큼 자신만의 식사량을 찾는 것이다. 식사의 횟수를 하루

---

4) 주로 당지수(Glycemic Index, GI)가 높은 곡류의 과식이 제일 문제이나 단백질, 지방 등 어떤 영양소든 과식하게 되면 결국 에너지의 잉여를 유발하고 이는 당뇨를 포함한 다양한 대사질환의 원인이 될 수 있다. 따라서, 곡류만 안 먹으면 되고 어육류나 채소류는 과식해도 된다는 유의 식사법은 문제가 있는 경우가 많다. 궁극적으로 최소량의 적절한 곡류는 꼭 필요하고 유익이 있음을 알아두어야 할 것이다.

2회 또는 1회로 줄여 공복시간을 충분히 늘리는 것도 하나의 방법이다. 격일, 주중 하루 또는 한 달에 며칠씩 규칙적인 단식도 좋은 방법 중의 하나이다. 특히, 당화혈색소가 10% 이상인 사람은 초기 3일 정도 단식부터 시작하거나 격일로 단식을 시작하는 것도 좋은 방법이 될 수 있다. 배고픔을 즐기는 습관을 가지시라. 일정기간만 하는 것이 아니라 남은 생애의 절제하는 식습관으로 만들도록 노력하라. 반드시 관련 전문 의료인의 지도와 관찰하에 시행하도록 주의해야 한다.

다음으로 채소-어육류-곡류의 비율을 100 : 60 : 20(~0)으로 엄격히 조절하는 것이다. 최소한의 식사를 하되 몸 안의 포도당을 극도로 제한하는 방법이다.

포도당으로 전환이 가장 빠른 탄수화물이 주성분인 곡류 등은 에너지로 전환되는 속도 역시 매우 빨라 불과 1시간 전후에 그 힘은 사라지고 당뇨환자에게는 특히 부작용을 많이 남긴다. 포도당의 폭증으로 인슐린의 분비를 과도하게 유발하고 다시 식욕을 참지 못하게 하는 악순환을 반복하게 한다. 빨리 힘이 나게 하는 장점과 대사에 기여하는 부분이 있는 필수 영양소이므로 필요하긴 하나 최소량만 섭취해야 한다. 당화혈색소 10% 미만인 당뇨환자는 일반적으로는 최대 20% 이내, 자신의 한 손바닥 중 손끝 1/4(a quarter palm size) 정도 분량이다. 당화혈색소가 10% 이상인 심한 당뇨환자의 경우 초기 몇 주에서 몇 개월은 0%를 유지하는 것도 필요하다. 체내에 탄수화물에서 얻어야 할 영양소가 가득 저장되어 있어 한동안 전혀 섭취하지 않아도 된다고 여겨도 좋다. 근육 사용이 매우 많은 직업이나 운동선수, 활동량이 많은 어린이 등은 다소 더 높아도 좋다.

어육류는 보통 단백질이 주가 되는데, 에너지로 사용되기보다 인체 조직을 구성하는 데 필수적인 영양소이다. 필요에 따라 부분적으로 포도당으로 전환되어 에너지로 사용되기도 한다. 하지만, 소화기관 내 머무르는 시간이 좀 더 길고 특정 상황에서 포도당으로 전환[5]되는 데 비교적 긴 시간이 걸리므로 중간 정도의 에너지 레벨을 지속적으로 유지할 수 있게 해주는 효과가 있다. 동시에, 인슐린 분비를 촉발시키지는 않는다. 따라서, 당뇨환자에게 비교적 안전한 영양소가 되므로 60% 정도의 비율로 섭취한다. 대략 반 손바닥 크기(a half palm size)의 비율을 기억하라. 3대 영양소로 이름을 올리고 있는 지방은 자신에게 맞는 종류를 골라 소량을 섭취하거나 어육류에 포함된 정도로도 충분하다. 지방을 많이 섭취할 이유

---

5) 당신생(Glyconeogensis)의 한 부분이다.

는 많지 않다. 정밀당뇨식이요법에서는 별로 존재감이 없다.

채소 종류에는 소량의 탄수화물과 식이섬유 등이 풍부하다. 탄수화물이 적어 당지수(GI)가 낮은 편이므로 비교적 많은 양을 섭취해도 좋다. 비율로는 100%이며 대개 자신의 한 손바닥 크기(one palm size)로 측정하면 된다. 충분한 식이섬유는 포만감과 배변에 도움이 되므로 극소식(Fasting mimicking diet, FMD)으로 인한 상대적 박탈감을 보상해주는 면이 많다. 뿌리채소는 상대적으로 당지수(GI)가 높은 편이므로 양을 적절히 조절해야 한다. 감자나 고구마 등은 채소로 분류되나 곡류에 가깝게 당지수가 높은 편이므로 곡류와 같은 비율을 적용해야 하는 것에 주의하라.

세 번째는 반드시 규칙적으로 식사하는 것이다. 1일 1식이든 2식이든 3식이든 자신의 생활패턴과 당뇨의 정도에 따라 식사시간을 일정하게 해야 한다. 시중에 간헐단식(Intermittent Fasting, IF)이라는 것이 있으나 주기적 단식(Periodic Fasting, PF)으로 수정되어야 한다. 극소식을 하는 방식 중의 하나로는 긍정할 만하지만, 인체의 규칙성을 무시하면 불리하다. 먹고, 자고, 일어나고, 배변하는 것들이 모두 규칙성을 가지지 않으면 인체는 위기상황을 대비한다. 불규칙하게 식사를 하면 인체는 기아상황을 대비하기 위하여 매우 적은 양이라도 모두 몸 안에 저장한다. 반면, 규칙적으로 식사를 하다가 가끔 과식을 하거나 시간을 어기면 우리 몸은 그렇게 심각한 저장을 하지는 않는다. 따라서, 불규칙한 식사는 적게 먹고도 저장은 많아지므로 억울하게 살이 찌고 당뇨의 위험도 높아질 수 있으며 당뇨탈출도 늦게 만든다.

마지막으로 놓치지 말아야 하는 중요한 것은 자신에게 맞는 음식 종류를 선택해야 한다는 것이다. 정밀당뇨식이요법에서 핵심 중의 핵심이다. 대개 소고기와 뿌리채소가 주식이어야 하는 그룹, 돼지고기와 대부분의 채소가 주식이어야 하는 그룹, 닭고기와 매운 채소가 주식이어야 하는 그룹, 해산물과 잎채소가 주식이어야 하는 그룹[6]으로 나뉜다.

이에 대한 구분은 전문 의료인의 진단에 바탕해야 한다.[7] 자신에게 유익한 음식 종류로 하지 않을 경우 혈당조절이 더디거나 피부염, 소화불량, 복부팽만, 무력감, 감기유사증상 등

---

6) 각 그룹의 구체적인 음식 종류는 부록 2에서 따로 제시한다.

7) 자신에게 맞는 음식을 구분하는 방법으로 다양한 주장들이 존재하고 있다. 기호, 취향, 반응, 병력 등의 정보를 바탕으로 비교 분석하거나 유전자 검사 등으로 구분하기도 한다. 세계 각국의 전통의학 중에도 나름의 이론과 근거를 가지고 각자에게 유익하고 해로운 음식의 구분을 하기도 한다. 필자는 한국의 8체질의학이 인간의 질병과 음식의 관계를 가장 잘 연구 분석하였다고 판단하여 이를 기초로 구분한다.

의 부작용[8]이 있을 수 있다. 스스로 기호나 반응에 따라 특정 그룹의 식사를 한두 달 시험해서 관찰해보고 적절한 그룹을 찾아 나가는 것도 방법이 될 수는 있다. 당연, 전문가의 도움과 조언이 최우선이다.

일반병원의 당뇨교실에서 알려주는 당뇨식이요법과 정밀당뇨식이요법의 차이는 무엇인가?

한국, 미국, 캐나다 각 병원에서 따르는 최신 지침[9]에 의하면 여전히 식이요법은 치료의 중심에 있지 않다. 식이요법을 포함한 생활요법으로만 당뇨를 치료할 수는 없으나 약물을 복용할 경우 병행하면 도움이 된다는 정도의 입장이다. 과식하

---

8) Low carb and ketogenic diet의 흔한 부작용으로 알려지고 있는 keto rash, keto flu, gout, bad breath, constipation, cholesterol 상승 등은 자신에게 맞는 음식 종류를 찾지 못하여 그럴 가능성이 매우 높다.

9) 2019 당뇨병 진료 지침(Treatment Guideline for Diabetes, 2019. 5) 제6판.
American Diabetes Association, "5. Lifestyle Management: Standards of Medical Care in Diabetes-2019", Diabetes Care, Jan. 2019, 42 (Supplement 1), S46~S60.
Diabetes Canada Clinical Practice Guidelines Expert Committee, "Diabetes Canada 2018 Clinical Practice Guidelines for the Prevention and Management of Diabetes in Canada", Can J Diabetes, 2018, 42 (Supplment 1), S1~S325.

지 않고, 탄수화물이 적은 곡류나 섬유질이 많은 채소를 권장하는 것은 비교적 공통이다. 거기까지다. 구체적인 방법은 없다. 전문 영양사의 지도를 받고, 개개인에 맞게 식단을 선택하여 균형 있게 식사를 하고 체중을 조절하라는 원론적인 내용들 뿐이다. 식이요법만으로는 당뇨를 치료할 수 없다고 전제하고 있는 탓으로 보인다.

2형 당뇨의 완치를 가능하게 하는 식이요법의 거대한 장점들 보다는 미미한 단점들을 더 부각시켜 두었다.[10] 여전히 철지난 칼로리 계산과 저지방식을 근거로 내세우는 경우가 잦다. 일반 당뇨교실의 교육과 지도가 오히려 많은 당뇨환자들로 하여금 기존의 틀에서 벗어나지 못하게 하고 당뇨를 불치라고 교육시키는 데 강력한 도구가 되고 있는 듯하다.

식이요법을 중심으로 한 생활요법이 2형 당뇨 완치와 1형 당뇨의 약물 최소화를 이룰 수 있다는 학술적 근거들이 쌓여오고 있음은 이미 이 책의 앞 장에서 많이 소개해 두었다. 대체로 극소식과 저탄수화물식을 통한 당지수(GI)가 낮은 음식의 선택이 공통이다. 그럼에도 불구하고 부족한 부분이 있음

---

10) 미국 ADA의 Guideline이 가장 자세하고 적극적으로 단점들을 뽑아 제시해두고 있다. 앞의 각주에서 "5. Lifestyle Management: Standards of Medical Care in Diabetes-2019" 참조.

을 인정해야 한다. 인간의 연구개발에 완벽은 없다.

좀 더 완벽한, 즉 단기적인 부작용이 없으면서 장기적인 완치유지가 지속 가능하도록 몇 가지 수정보완된 것이 정밀당뇨식이요법이다.[11] 구체적으로 두 가지가 더 추가된다. 식사 시간의 규칙성과 사람의 Type에 따른 음식 종류의 선택이다. 그것이 부작용 없이 약물을 완전히 끊고 당뇨에서 탈출하는 동시에 평생건강을 담보할 수 있는 지속 가능한 방법이 된다.

저탄수화물 고지방식, 간헐단식과 정밀당뇨식이요법의 차이는 무엇인가?

식이요법만으로 당뇨 치료가 불가하다는 입장이나 가능하다

---

11) 저탄수화물 간헐단식(Low Carb and Intermittent Fasting, LCIF)이라고 요약해서 불리는 다양한 당뇨 완치 식사법들이 유행하기 10여 년 전부터 필자 스스로의 체험과 당뇨환자 치료의 임상을 통하여 발견하고 검정하여 완성한 방법이다. 영어권 및 한국 내에서도 대중적으로 알리는 작업을 하지 못한 관계로 오히려 LCIF가 유행한 이후 부족한 부분을 보충하여 만들어진 것으로 오해될 수 있을 듯하여 밝혀둔다. 그런 유행의 한참 이전부터 정밀당뇨식이요법은 극소식, 낮은 GI/GL 음식 선택, 규칙적인 식사, 각자의 Type에 따른 음식 종류의 선택이라는 네 가지 요소를 기본축으로 하고 있다. 정밀식이요법(Precision Diet)에 더하여 사람의 Type별로 운동법, 목욕법, 호흡법 등의 추가적인 생활요법(Lifestyle Interventions)을 더하여 전반적인 사람의 Type별 Lifestyle Change를 도모하고 Digital 기술을 통한 실시간 관리까지 하는 것이 정밀당뇨관리(Precision Diabetes Care, PDC)의 요체이다.

는 주장이나 공통점은 모두 당지수(GI)가 낮은 저탄수화물식과 과식을 하지 않는 것 두 가지다.[12] 고지방식에 대해서는 논란이 있다.

Dr. Jason Fung과 Dr. Sarah Hallberg가 중심이 된 저탄수화물 고지방 간헐단식(Low Carb High Fat and Intermittent Fasting) 방법은 북미 동부권에서 널리 퍼져 나갔다. 권장되는 음식들의 종류로 보아 이를 따르고 성공하는 사례들은 육식과 지방 섭취가 적절한 Type의 사람들일 것으로 추정된다.

반면, 미서부 Valter Longo 교수의 식단은 본인의 민족적 배경과 실험 및 관찰연구의 바탕으로 채식과 생선 위주인 식단에 가깝고 규칙적인 단식(Periodic fasting)을 권장한다.[13] 역시 많은 사람들이 좋은 결과들을 얻고 다음 단계의 임상연구를 진행하고 있다고 한다. 음식 종류는 극히 반대에 가깝지만 모두 놀라운 결과들을 얻고 있는 이 상황을 어떻게 이해해야 할까?

사람의 Type에 따라 당지수(GI)가 낮은 음식 종류를 다르

---

12) 극소식(Fasting mimicking diet)이나 단식(Fasting)에 대한 주장과 방법은 다양하게 제시되고 있으나 적어도 과식하지 않아야 함에는 견해가 통일된다.

13) Valter Longo, The Longevity Diet, Jan. 2018.

게 선택하여 극소식을 규칙적으로 해야 한다는 것이 핵심인 정밀당뇨식이요법의 입장에서 보면 너무도 당연하다. 육식과 고지방 섭취를 하면서 당수치와 체중은 많이 개선되나 피부염, 소화불량, 전신무력 등의 부작용이 나타나는 것 역시 자신의 Type에 맞지 않는 음식 종류의 선택이었을 것으로 짐작할 수 있는 것이다.

반대로 채식과 생선 위주의 규칙적인 극소식에서 얻게 되는 당뇨췌장복구의 결과 역시 그 종류의 음식이 맞는 사람들의 경우에만 부작용 없이 얻게 되는 결과임도 알 수 있는 것이다. 대체로 정밀당뇨식이요법에서 지방은 따로 추가적인 섭취를 권장하지 않는다. 60% 정도의 비율로 섭취하는 어육류에 포함된 지방 정도로 충분하기 때문이다.

당지수(Glycemic Index, GI)와 당부하지수(Glycemic Load, GL), 인슐린지수(Insulin Index)는 무엇인가?

어떤 음식을 먹었을 때 혈관 속의 당이 얼마나 많이 또는 빨리 올라가는지, 그래서 인체 내의 인슐린 분비를 얼마나 유발하는지 등을 수치로 정확히 알 수 있으면 음식을 분별하여 조절하는 데 유리함이 많을 수 있다. 이런 노력의 결과들이 당지수

(Glycemic Index, GI)**14**와 당부하지수(Glycemic Load, GL)**15**이다. 최근에는 인슐린지수(Insulin Index)**16**까지도 사용이 확산되고 있다.

순수 포도당(glucose)이 혈관으로 흡수되는 속도를 100이라 할 때 특정 음식이 소화를 거쳐 혈관 속의 포도당(glucose)으로 전환되는 속도를 비교하여 수치로 표현한 것이 당지수(Glycemic Index, GI)이다. 조리방법, 숙성정도, 다른 성분과의 복합, 개인의 대사 차이 등에 따라 변화가 많은 한계가 있지만 대체로 음식을 선택하는 기초적인 정보로서 가치가 있다.

---

14) D J Jenkins, T M Wolever, R H Taylor, H Barker, H Fielden, J M Baldwin, A C Bowling, H C Newman, A L Jenkins, D V Goff, "Glycemic index of foods: a physiological basis for carbohydrate exchange", The American Journal of Clinical Nutrition, vol. 34, Issue 3, Mar. 1981, pp.362~66. 당지수(Glycemic Index, GI) 개념은 본 논문으로 처음 발표하며 논란이 뜨거웠다고 한다. 논문을 자세히 보면 아이스크림이 빵이나 밥보다 훨씬 낮게 나온다. 이 논란에 대한 자세한 내용은 Phil Tucker의 "How The Glycemic Index Lies To You"라는 글을 검색하여 참조하라. 필자는 이러한 논문이 있는 사실을 모르고, 과거 밥과 아이스크림을 먹은 다음날 각각 체중 비교를 하다가 아이스크림을 먹었을 때 체중이 덜 올라가는 우연한 체험을 한 이후 당지수라는 것이 있는 줄 알게 되었다.

15) 캐나다 토론토 대학의 Dr. David Jenkins의 당지수(Glycemic Index) 최초 연구발표 이후 호주의 시드니 대학에서 개별 음식의 당지수에 대한 연구가 많이 진행된 것으로 보인다. 개별 음식의 당지수는 https://www.glycemicindex.com에서 검색할 수 있다. 당부하지수(Glycemic Load), 인슐린지수(Insulin Index)에 관한 연구 역시 동 대학과 연계된 Glycemic Index Foundation에서 진행 중인 것으로 파악된다. https://www.gisymbol.com 참조.

16) 인슐린지수(Insulin Index)는 포르투갈의 과학자 Raphael Sirtoli가 설립한 Nutrita라는 회사의 홈페이지에서 검색이 가능하므로 참조할 것.

55 이하를 낮게, 56~69 정도를 중간, 70 이상을 높은 수치로 잡는다. 탄수화물이 분해되어 포도당으로 전환되는 속도이므로 어육류 등의 단백질과 지방에서는 측정이 불가하여 0이다. 단백질과 지방이 소화 속도를 늦추는 역할을 하므로 탄수화물의 전환을 다소 늦추어 당지수(GI)를 낮추는 역할을 간접적으로 하기는 한다.

　당지수(GI)가 특정 음식이 혈당에 미치는 영향 정도를 표시해 준다 하더라도, 그 양의 정도에 따라 많은 차이가 나게 될 수밖에 없다. 즉 높은 당지수(GI)의 음식을 아주 적게 먹을 때와 낮은 당지수(GI)의 음식을 많이 먹을 때를 고려해야 한다. 예로 수박 120g을 먹는다고 가정해보자. 당지수(GI)는 실험에 의해 80으로 높게 나와 있고, 120g 중에 수분과 섬유소가 대다수이고 탄수화물(Carbohydrate)은 6g으로 측정된다.

　당부하지수(Glycemic Load, GL)를 구하는 방법은 당지수(GI)×탄수화물량(g)을 100으로 나눈 것이므로 80×6g = 480/100 = 4.8로 대략 5 정도가 된다. 당부하지수(GL)는 10 이하가 낮음, 11~19가 중간, 20 이상은 높음이므로 위의 예는 당지수(GI)가 80으로 높아도 당부하지수(GL)는 5로 매우 낮은 상황이 된다. 따라서, 당뇨나 대사질환이 있는 사람들도 혈당상승의 부담이 적게 섭취할 수 있는 음식으로 선택할 수 있다.

이와 같이 당지수(GI)보다는 당부하지수(GL)가 좀 더 실제적인 영향을 가늠할 수 있는 수치이다. 당부하지수(GL)가 낮은 음식 중에서 나에게 맞는 음식을 고르는 지혜를 발휘하면 유리한 것이다.

	당지수(Glycemic Index)	당부하지수(Glycemic Load)
높음(High)	70 이상	20 이상
중간(Mid)	56~69	11~19
낮음(Low)	55 이하	10 이하

참고로 인슐린지수(Insulin Index)는 특정 음식을 섭취한 후 2시간에 체내의 인슐린을 얼마나 분비하게 하는가를 수치로 표현한 것이다. 순수 포도당(glucose)이 두 시간째 분비하게 하는 인슐린의 정도를 100으로 기준한다. 음식마다 다양한 성분들로 인해 호르몬과 대사에 미치는 영향이 복잡하다. 개인의 Type에 따른 차이도 많을 것으로 짐작되어 그 효용성은 좀 더 지켜보아야 할 듯하다. 아직 많이 보편화되어 있지는 않다.

결론적으로 현재까지 당뇨를 포함한 대사질환과 관련하여 음식이 몸에 미치는 영향을 비교적 근접하게 짐작할 수 있는 수치들은 당지수(GI)와 기준량에 포함된 탄수화물의 양, 이를 기초로 계산한 당부하지수(GL), 그리고, 인슐린지수(Insulin Index) 정도가 되겠다. 모든 음식은 성분 외에도 인체 각 장기와 상호 관계하는 기능적 측면과 인체 자체의 구조적 차이가 있어 실제에서는 정확한 수치가 되기는 어려우나 참고는 할 만하다.

칼로리 제한과 당량 제한의 차이는 무엇인가?

"칼로리는 죽었다."[17] 칼로리 이론은 음식이 인체에 미치는 영향을 파악하기 위한 노력이었다. 폐기되어야 마땅하다. 이미 오래전에 폐기되었어야 했다. 탄수화물-단백질-지방순으로 1g당 각각 4-4-9kcal의 열량을 내는 것으로 고정되어 있다. 인체를 석탄난로라고 가정할 때, 탄수화물을 태우면 4kcal의 열이 발생한다는 것이다. 그 난로에서 완전연소가 되었다고 했을 때이다.

---

17) 이는 The Economist 1984라는 잡지의 과학분야 특별 기고문 제목 "Death of the Calorie"이다. 오랫동안 여기저기서 칼로리 계산의 문제와 폐기를 많이 지적해 왔지만, 2019년 4~5월호에 Peter Wilson이 정리하여 기고한 이 글이 가장 잘 정리되었다고 생각된다. 전문을 참고하면 유익한 견해를 많이 얻게 될 것이다.

석탄이 젖었거나 산소가 부족하여 불완전연소를 일으키면 1kcal의 열도 발생하지 않을 수 있다. 때로 산소공급을 많이 해주면 5~6kcal 이상의 열이 발생할지도 모른다. 석탄난로보다 더 복잡한 인체에서 재료 자체의 상태와 문제, 대사 속도, 소화 정도, 장기 구조와 기능 등 다양한 변수에 따라 똑같은 탄수화물 1g이 들어갔을 때 4kcal의 열을 항상 동일하게 발생시킬 것이라는 가정은 지나치게 단순화된 것이다. 다양한 변수에 따라 열량 발생은 너무도 달라질 수 있다.

따라서, 이러한 단순 수치기준에 의한 칼로리 계산은 매우 부정확할 수밖에 없다. 100년 이상 사용되고 있는 이 잘못된 칼로리 계산은 많은 반론에도 현재까지 건재해 다양한 분야에서 여전히 사용되고 있다. 특히, 의학에 미치고 있는 폐해는 막대하다. 칼로리가 높은 지방을 적게 섭취해야 한다는 식품권고로 이어졌다. 심장질환의 병인 중 당뇨, 고지혈증, 비만 등의 주범이 오랫동안 지방이었고, 높은 칼로리가 문제라고 극도로 줄여야 할 나쁜 것으로 지침되어 왔던 것이다. 실제 주범은 자신에게 맞지 않는 탄수화물의 과잉섭취임을 잊지 마시라.[18]

---

18) 칼로리가 높은 지방을 하루 35% 이하로 줄이는 식사법과 탄수화물을 하루 130g 이

음식이 인체에 영향을 주는 정도를 수치화하려는 노력은 당연 필요하다. 칼로리 계산으로는 너무도 부정확하여 대두된 것이 당지수(Glycemic Index, GI)이다.[19] 탄수화물이 포도당으로 전환되어 혈관 내 당을 올리는 속도를 수치로 표현한 것이다. 이 역시 많은 불완전한 변수를 바탕으로 하지만, 칼로리보다는 인체에 미치는 영향이 좀 더 실제적이라 할 수 있다.

당지수(GI)와 섭취량에 포함된 탄수화물의 양을 고려하여 계산하는 당부하지수(Glycemic Load, GL)는 비만, 당뇨, 대사질환 등에 미치는 영향을 파악하는데 당지수(GI)의 미비를 좀 더 보충한다. 이들의 영향으로 체내에서 인슐린이 얼마나 민감하게 영향을 받고 분비되는지를 분석하는 인슐린지수(Insulin Index)까지 나오긴 했으나 아직 보편적이지는 않다. 음식이 구체적으로 당뇨, 비만, 대사질환 등에 미치는 영향의 실체적 진실에 좀 더 가까이 가고 있다고 할 수 있을 뿐이다.

하로 줄이는 식사법의 체중조절효과에 대한 비교연구들이 있다. 26개의 무작위대조군 임상연구(Randomized Controlled Trial, RCT)를 영국의 의사들이 결성한 Public Health Collaboration에서 비교하여 발표해 두었다. 결과는 26개 RCT 모두 저탄수화물군(Low Carb)에서 통계적으로 유의미한 결과가 있었고, 저지방군(Low Fat)에서는 단 1개의 연구도 유의미한 결과가 없었다. http://phcuk.org/RCTs/에 상세한 비교가 나와 있으니 참조할 것.

19) 바로 앞장 참조.

같은 음식이라도 사람마다 다르게 미치는 영향[20]에 대한 구체적인 분석이 있어야 할 것이다.

정밀당뇨식이요법에서 추구하는, '사람이 같지 않다'는 기본 전제를 우선하지 않고서는 풀리기 어려운 숙제들이다. 구체적으로 장기 구조와 그 강약의 정도가 다름에서 출발해야 실마리를 찾을 수 있다.

참고는 할 수 있을 만큼 많은 연구와 발전이 진행되고 있지만, 각기 다른 인간의 Type에 따른 다양한 인체 반응을 먼저 구분하지 않고서는 정확하기 어려운 수치들이다. 이들을 단순 참조하여 특히 체내 인슐린을 폭등시키는 당지수(GI)와 당부하지수(GL)가 높은 음식들을 정밀당뇨식이요법의 원칙에 따라 제한하면 부작용 없이 장기간의 완전한 당뇨탈출효과를 기대할 수 있다.

---

20) 다양한 연구들이 있으나 이스라엘 연구자들이 동일한 음식에 대한 식후당의 반응이 사람마다 다름을 밝힌 2015년 연구가 유명하다. 차이의 이유를 장내 미생물(gut microbiome)에서 찾고 있고 전 세계의 연구자들이 유행처럼 많이 연구하는 분야가 되었다. 필자의 견해는 장내미생물의 분포를 다르게 하는 인체의 구조적 차이에서 그 이유를 찾아야 한다고 생각한다. Zeevi D, Korem T, Zmora N et al., "Personalized Nutrition by Prediction of Glycemic Responses", Cell, 2015, 163 (5), pp.1079~94. 저자들이 현재도 진행 중인 Personalized Nutrition Project를 참조해 볼 것. http://www.personalnutrition.org.

정밀당뇨식이요법에서 칼로리 계산은 전혀 고려하지 않는가?

전혀 고려하지 않는다. 칼로리 계산은 인체에 미치는 영향에서 변수와 차이가 너무 크고 심지어는 인체 생리나 질병에 대한 영향과는 전혀 무관하기 때문이다.[21] 여전히 부정확한 부분이 많이 있긴 하지만 그래도 인체의 생리와 병리에 영향이 있는 지수들은 당지수, 당부하지수 그리고 인슐린지수 정도다. 그 외에는 가장 기초적인 음식 무게의 측정이 차라리 칼로리보다 훨씬 실용적이다.

필자가 직접 수집하여 작성한 아래의 표를 참조해 보라. 100g당 칼로리가 비슷한 소고기(210kcal)와 흰빵(219kcal)을 비교해보자. 두 가지가 다 유익한 Type B나 P의 사람이 체중조절이나 당뇨가 있어 정밀당뇨식이요법을 한다고 가정하면, 비록 비슷한 칼로리를 섭취하지만 흰 빵을 계속 먹는 쪽은 체중이 빠지지 않을 뿐만 아니라 더 증가할 수도 있고, 당뇨가 있다면 혈당은 더 올라가게 된다. 섭취 후 소화되어 포도당으로 전환되는 속도인 당지수(GI)가 71, 당부하지수(GL)가 8~24로 상당히 높고 인슐린의 생성을 유발하는 정도인 인슐

---

21) 바로 앞의 항목 "칼로리 제한과 당량 제한의 차이는 무엇인가?"에서 본문과 각주를 통해 그 이유를 충분히 소개했으므로 참조할 것.

린지수마저 58~77%까지 매우 높기 때문이다.

반면, 같은 양의 소고기를 먹은 사람은 체중을 줄일 수도 있고, 당수치도 매우 안정적으로 조절이 가능해진다. 당지수와 당부하지수는 탄수화물의 인체 내 영향을 측정하는 것이므로 지방이나 단백질은 측정이 불가하다. 하지만, 당신생 과정(Glyconeogenesis)을 통해 생성하는 포도당은 대략 중등도 이하의 수치로 장시간 유지하는 양상을 보인다. 동시에 인슐린 분비를 유발(27%)하는 정도가 흰 빵(58~77%)보다 현저히 낮다. 따라서, 체중조절과 당뇨에서는 매우 유리한 음식이 되는 것이다.

	칼로리/100g	당지수	당부하지수	인슐린지수
상추(Lettuce)	13	15	1	34%
당근(Carrot)	41	39-49	2	45%
생선(Fish)	80~116	X	X	29%
소고기(Beef steak)	210	X	X	27%
빵(White bread)	219	71	8~24	58~77%
밥(White rice)	129	72	16~30	45%

* GI, GL: glycemicindex.com
Insulin Index: nutrita.app

가끔 칼로리제한식에서도 일정기간 체중이 빠지거나 당수

치가 개선되는 경우가 많이 있다고 주장하기도 한다. 이는 칼로리를 줄이기 위해 음식의 g수, 즉 절대적인 양을 줄였기 때문일 뿐이다. 하지만 저탄수화물식(Low carb diet)과 칼로리를 제한하여 저지방식(Low fat diet)을 한 그룹을 비교한 연구에서는 단 한 건도 통계적으로 유의미한 결과가 없었다는 사실을 상기하기 바란다.[22]

나에게 맞는 음식 종류는 어떻게 찾을 수 있는가?

많은 연구자와 임상의사들이 one-drug-fits-all이라는 정책이 의료에서 더 이상 통용되지 않는다는 데는 동의하는 편이다. 그 기준을 어떻게 설정하느냐는 다양한 견해들이 있다. 정밀의학(Precision Medicine)을 정의한 미국립보건원(NIH)에서는 유전자, 환경 그리고 개개인의 생활방식을 고려하여 질병 치료와 예방에 접근한다고 정의했다.

이런 접근법은 2015년 이후 만성질환과 암 등 서양의학의 다양한 분야에서 적용범위가 계속 넓어지고 있다. 큰 다행이고 바람직하다. 아직 유전자(genes)에만 집착하는 경향이 있

---

22) 앞의 각주 18에서 소개한 논문 참조.

으나 차츰 장내 미생물(gut microbiome) 등 다양한 이유를 찾아가고 있다. 이에 따른 개개인의 다른 음식반응자료들을 수집해서 특정 음식이 유익한 영향을 미치는지 해로운 결과를 일으키는지 인공지능(Artificial Intelligent, AI)을 이용하여 예측하는 방향으로 많은 연구가 진행 중이다.

당뇨, 비만 및 대사질환에서 탈출하는데 저탄수화물(Low Carb)과 극소식(Fasting mimicking diet)이라는 두 가지 코드는 적어도 의과학적 기전과 실제 임상연구의 근거들과 경험에 의해 진실에 가깝다. 문제는 구체적인 방법이다. 크게 보아 육식성과 채식성의 방법이 대표적이다. 또한, 같은 음식이라도 사람에 따라 당수치를 올리는 정도가 극적으로 다름도 이미 많이 연구된 바다.[23] 그렇다면, 어떻게 이것을 구분해야 하는가?

확실한 구분을 위한 객관적 도구가 아직은 미비하다. 그런 것이 나올 때까지 기다릴 수만은 없다. 우선은 스스로의 반응으로 시험을 해보는 것도 방법이다.[24] 쉽지는 않다. 반드시 전

---

23) 앞의 각주 20 참조.

24) Mikhaila Peterson이라는 젊은 여성의 스토리를 검색해보라. 그녀의 치열한 음식의 시험은 결국 20년 이상 앓아왔던 자가면역질환과 우울증 등으로부터 완전히 탈출할 수 있게 했다고 한다. 오직 소고기, 물, 소금만 섭취한다. 자신의 이야기와 방법을

문가의 지도를 받으면서 시행해보기를 권한다. 위장관이나 건강상태에 따라 오류의 반응이 나올 수도 있다. 음식을 먹은 직후 식후당을 측정하되 소화, 대소변 상황, 전신피로, 피부 상황 등을 최소 수주에서 수개월 정도 자세히 기록하면서 관찰할 필요가 있다. 불편한 증상이 있으면 그만두고 다른 방법을 찾아야 한다.

다음으로는 정밀당뇨식이요법에서 제시하는 네 가지 Type별[25]로 나뉘어 있는 식이요법 중 기호와 반응을 고려하여 임의 선택해서 시험해보는 방법도 있다. 주요 단백질원을 중심으로 소고기와 뿌리채소군(Beef, B Type), 돼지고기와 대부분의 채소군(Pork, P Type), 닭고기와 매운 채소군(Chicken, C Type), 해산물과 잎채소군(Seafood, S Type)으로 구분되어 있다. 물론, 구체적인 Type의 구분을 위해서는 관련 전문 의료인[26]

SNS에 열심히 알리고 있으나 그녀에게만 해당되는 방법임을 알아야 한다. 모두가 극단적인 육식을 해야 한다는 주장은 당연 불가하다.

25) 부록 2 참조.

26) 한국의 권도원 박사는 인간의 개성을 여덟 가지로 구분하여 8체질의학(Eight Constitution Medicine, ECM)을 창시하고 1965년 일본 동경에서 국제적으로 발표하였다. 인간의 질병과 음식의 관계를 임상적으로 가장 정밀하게 분석하고 실제적으로 적용하여 암을 포함한 다양한 난치질병의 치료에 응용한다. 필자는 원래 8체질의학의 전문의사이다. 당뇨와 대사질환 등은 오랜 8체질 임상과정 중 음식의 양과 비율의 측면을 주로 고려해야 완치할 수 있는 질환군임을 체득하였다. 누구나 쉽게 당뇨탈출

의 진단을 받는 것이 가장 유리하다.

마지막으로 어떤 방법으로든 이미 자신에게 어떤 종류의 식사가 좋은지 아는 경우는 B, P, C, S Type 중 선택해서 극소식(Fasting mimicking diet), 규칙적 식사, 적정 비율의 식사(채소-어육류-곡류 100 : 60 : 20(~0)의 비율)를 바로 시행해 보라. 빠른 속도로 당뇨탈출뿐만 아니라 각종 대사질환, 비만으로부터 벗어날 수 있다. 남은 생애 전반의 건강은 덤으로 얻게 될 것이다.

정밀당뇨식이요법을 시행할 때 음식의 양은 어떻게 측정하는가?

정밀당뇨식이요법은 극소식(Fasting mimicking diet)을 기본으로 한다. 자신에게 맞는 극소식량을 찾는 방법은 다음과 같다. 하루 세 끼 식사를 한다고 할 경우, 아침식사의 양을 평소보다 적게 하고, 점심식사 전 30분~1시간 사이에 배가 충분히 고파지는지 측정하라. 만약 배가 고프지 않다면, 아침식사의 양이 많았던 것이다. 점심식사 때 아침식사량의 반을 식사하고 다

을 할 수 있도록 돕기 위하여 권도원 박사의 8체질식이요법을 바탕으로 단순화하여 정밀당뇨식이요법(Precision Diet for Diabetes)을 창안했다. 이를 전문적으로 훈련 받아 시행하고 있는 동료 의사들이 많으므로 http://www.ecmclinic.com 참조.

시 저녁식사 전 30분~1시간 사이 배가 고픈지 측정한다. 충분히 배가 고프고 허기가 지면 그것이 소식에 해당한다. 몇 번의 시도로 자신만의 소식량을 찾아야 한다. 가장 중요한 첫 번째 지침이다.

간혹, 그럼에도 불구하고 배고픔을 느끼지 못하는 사람도 있다. 소화기에 질환이 없는 정상적인 경우[27]라면 이런 경우 하루 식사의 횟수를 줄이는 것도 방법이다. 하루 2식 또는 1식으로 줄이는 것이다. 또는 하루 건너 하루씩 단식(Fasting)을 하는 것도 좋을 수 있다. 핵심은 식사 전에 충분한 배고픔이 있는가 하는 것이다. 배고픔을 즐기는 훈련이 필요하다.

당화혈색소 10% 이상의 매우 중증의 고혈당환자의 경우 초기에 3~5일 정도 단식(Fasting)[28]을 하는 것도 유익한 경우가 많다. 주의할 것은 혈당을 꼭 체크하면서 인슐린이나 당뇨약을 적극적으로 줄여나가는 것이다. 단식이나 극소식의 효과는 거의 즉각적이므로 약물을 동일하게 유지하다가는 약물의 과잉으로 인해 저혈당에 빠지게 되는 경우도 있으니 반

---

27) 간혹 소화기질환이 있는 경우는 식욕과 배고픔이 일정하지 않은 경우가 대부분이다. 이 경우는 전문의의 지침하에 방법을 달리해야 한다.

28) 또는, 하루는 극소식(Fasting mimicking diet), 하루는 단식(Fasting)을 반복하는 것도 효과적인 방법 중의 하나일 수 있다.

드시 전문가의 지도하에 시행하기 바란다.

자연계에서 오직 인간만 음식(Food)을 연료(Fuel)가 아닌 즐거움(Fun)으로 먹는다고 한다. 인간이 인위적으로 먹여 기르는 가축을 제외하고 질병으로 사망하는 존재도 역시 거의 인간뿐이라고 한다. 대체로 자연상태에서의 야생동물은 굶어 죽거나, 얼어 죽거나, 다른 짐승에 먹혀 죽거나 하지 인간과 같이 병으로 죽지는 않는다고 한다.[29]

양적 과잉은 비만을 넘어 당뇨와 대사질환의 직접 원인이 되고 있다. 탄수화물 위주의 질적 과잉 역시 마찬가지다. 초식동물인 소에게 고기를 먹이는 것과 같이 자신에게 맞지 않는 식사의 장기적 결과는 만성염증, 호르몬 교란, 자가면역 등의 심각한 문제를 일으킬 수 있다. 1형 당뇨의 원인이 되기도 하고 각종 만성 난치질환의 원인이 되기도 하는 것이다.

---

29) 동물원의 사료를 먹고 사는 코끼리나 바다속의 유해물질 등에 의한 흰돌고래(Beluga, Delphinapterus leucas)의 높은 암 발생률은 간혹 예외적으로 보고된다. https://www.ncbi.nlm.nih.gov/pmc/articles/PMC1240769/pdf/ehp0110-000285.pdf 참조.

극소식 시 배고픔을 극복하기 위한 방법은 어떤 것이 있는가?

대체로 고혈당(Hyperglycemia)은 고인슐린혈증(Hyperinsulinemia)을 유발하고, 체내에서 폭등한 인슐린은 Leptin이라는 호르몬을 억제하여 섭식중추의 교란을 유발하는 것으로 짐작된다. 따라서, 폭식을 더 유도하게 된다. 인슐린 주사는 체내의 인슐린을 줄이는 것은 고사하고 더욱 폭등시키게 된다. 따라서, 당뇨에 사용하는 약물들은 더욱더 배고픔을 유발하고 결론적으로 당뇨약이 더욱 당뇨를 유도하게 하는 역설의 결과로 이어질 수 있는 것이다.

방법은 체내 유입 포도당을 급격히 줄이는 수밖에 다른 방법이 없다. 그것이 가장 바른 방법이다. 정밀당뇨식이요법에서 극소식을 시작하면 처음 며칠 배고픔을 참기가 어려운 경우가 있다. 초기에 포도당의 유입은 급격히 줄어도 폭등한 인슐린이 아직 적정수준 이하로 내려오지 않은 탓이다. 대부분의 경우 빠르게 줄어들어 더 이상 과도한 식욕이 생기지 않게 된다. 물론 며칠이 걸리는 경우도 있다. 가끔 폭식을 절제하지 못하여 한 번씩 다시 인슐린 폭등을 유발하는 경우도 있다.

섭식중추를 잠시 속이는 방법이 있다. 배고픔이 심할 때 물을 조금씩 조금씩 마시는 것이다. Type B와 C는 따뜻한 물,

Type P와 S[30]는 미지근하거나 시원한 물을 권장한다. 한 번에 벌컥벌컥 마시면 안 된다. 자신에게 유익한 차 종류를 골라서 마시는 것도 좋은 방법이 된다. 반드시 한 모금씩 한 모금씩 나눠서 마셔야 위장과 뇌를 속일 수 있다. 그래야 급격한 배고픔에서 벗어나 참을 수 있는 정도가 된다.

2형 당뇨의 경우 체중을 얼마나 줄이면 좋은가?

체중을 줄이면 2형 당뇨에서 탈출할 수 있다는 것은 경험과 연구결과들로 공유되는 편이다. 당연히 과체중(overweight)이나 비만(obesity)인 경우에 주로 체중을 줄여야 한다. 얼마나 줄이는 것이 좋은가는 다양한 견해가 있다. 대체로 5~10% 정도의 체중 감소가 유익하다는 연구들이 일반적이다.

정밀당뇨관리에서 체중 감소의 목표는 10% 정도로 잡는다. 오랜 임상의 경험과 관찰의 결과이다. 20대 또는 30대 시절 인생에서 가장 건강했던 시기에 10년 이상 일정하게 유

---

30) 부록 2 참조. Type의 이니셜은 구조가 다른 각 그룹의 사람들에게 주식이 되어야 하는 단백질원을 의미하여 만들었다. 즉 B는 소고기(Beef), C는 닭고기(Chicken), P는 돼지고기(Pork), S는 해산물(Seafood)다.

지했던 체중이 기준이다. 예로 건강했던 20대에 50kg을 10년 이상 유지하던 중년여성의 현재 체중이 70kg이라고 가정하면 당뇨탈출을 위한 체중 목표범위는 50kg의 ±10%인 45~55kg으로 잡아야 한다. 최소 15kg 이상의 감량이 필요한 것이다. 너무 무리한 감량으로 10% 이하인 45kg 이하의 목표치도 비현실적일 뿐만 아니라 전반적인 건강에도 문제가 많아지니 주의해야 한다.

체중 감량에서 또 한 가지 중요한 점은 한 달에 3~4kg 이상의 감량은 매우 주의해야 한다. 대략 1주일에 1kg, 한 달에 3~4kg 정도의 감량이 건강에 무리가 없는 최대치로 볼 수 있다. 그 이상의 급격한 체중 감량은 가능하긴 하나 몸이 감당하기 어려운 경우가 많음을 알아야 한다. 고로, 위 예시의 경우 4~5개월에 걸쳐 15kg을 감량하는 목표를 잡고 정밀당뇨식이요법을 시행하면 건강하게 가볍게 당뇨탈출을 할 수 있게 된다.

효율적인 관리를 위하여 매일 실천할 것이 있다. 아침에 일어나자 마자 첫 소변을 본 후 체중계에 올라서는 습관을 가져라. 스마트폰 앱이나 식사일기 등 어떤 방법으로든 매일 기록하고 비교하라. 어떤 음식에 체중 변화가 어떻게 일어나는지 관찰하고 주의하는 훈련이 필요하다. 동시에 매일 평균

150~200g 전후씩 체중이 줄어드는 것을 눈으로 확인하는 즐거움도 있을 수 있다.

한 가지 주의점이 있다. 과체중이나 비만상태에서 체중 감량을 시작하면 초기에는 굉장히 빠른 속도로 체중도 줄어들고 혈당도 감소한다. 그러다가 거의 대부분 정체기(plateau)가 온다. 미리 알고 시작해야 한다. 공복당이 잘 떨어지지 않고 체중 감소는 멈추게 된다. 뭔가 잘못된 것이 아니다. 불안해하지 않아도 된다. 이때 체크해야 할 중요한 점이 배고픔이다. 밥 두 그릇을 먹다가 한 그릇으로 줄이면 처음엔 배고픔도 있고 체중도 빠진다. 일정기간이 지나면 우리 몸은 한 그릇에 금방 적응한다. 배고픔도 사라지고 체중 감소도 멈춘다. 이때는 다시 반 그릇으로 줄여야 정체기를 극복할 수 있는 것이다. 단순하지만 사실이다. 현재의 소식량을 줄어든 몸의 상황에 맞추어 다시 한 단계 낮은 소식량을 설정해야 하는 것이다. 식사 횟수를 규칙적으로 줄이거나 한 주에 하루 특정한 날에 단식을 추가하거나 하루 걸러 하루 단식을 하거나 어떤 방법으로든 절대적인 식사량을 다시 한번 줄여야 한다.

스스로 과거에 먹던 양과 비교하면 자괴감을 느끼는 경우가 있을 것이다. 동시에 일상의 식사량이 얼마나 과식이었는

지를 깨닫게 될 것이다. 비로소 음식(Food)이 즐거움(Fun)을 위한 것이 아닌 감사한 일용할 양식으로서 연료(Fuel)가 되는 때이다.[31] 지나친 금욕주의(asceticism)로 오해하지 마시라. 모든 것이 과유불급이다. 동시에 이것이 대자연의 법칙이다. 주어진 최소한의 것을 감사히 즐기고 동시에 당뇨탈출과 건강회복을 위한 배고픔도 감사히 즐길 수 있기를 바란다.[32]

마른 사람도 2형 당뇨가 있을 경우 체중을 줄여야 하는가?

마른 사람들은 나이가 들어가면서 주름이 지면 너무 말라서 그렇다고 생각하는 경우가 많은 듯하다. 체중이 빠지는 것을 더욱 걱정하기도 한다. 대개 2형 당뇨는 과체중이나 비만과 동반해서 오는 경우가 최소 90% 이상이다. 가끔 있는 아주 마른 사람들의 2형 당뇨는 어떻게 보아야 하는가?

크게 두 가지 요인이 있다. 첫 번째는 체중 감소가 두려워

---

31) Food is fuel, not for fun.
32) 적어도 음식과 질병의 관계를 연구하고 임상현장에서 수많은 성공적인 결과를 얻은 후 깨치게 된 교훈이다. 정밀당뇨식이요법을 창안한 필자 역시 오래전 스스로 이 방법으로 당뇨와 대사질환으로부터 탈출한 이후 일상에서 항상 애쓰고 노력하고 있는 방향이다.

의도적으로 식사를 과하게 하는 경우이다. 잘 찌지는 않고 위장에 탈이 나는 경우가 잦고, 오히려 더 빠지는 경우도 많다. 성공적으로 체중을 제법 늘린 사람들은 보기에는 여전히 말라 보이지만 대사의 정상범위를 넘어선 것이다. 즉 체형적으로는 말랐지만 내부에서는 인슐린의 폭등이 일어난 것이다. 일련의 2형 당뇨의 과정들이 그대로 생기게 된다.

두 번째는 체중 증가에 도움이 되고자 의도적으로 챙겨서 먹은 음식이나 약물 등이 자신에게 맞지 않아 체내 교란을 일으키는 경우이다. 당뇨가 되기도 하고 각종 대사증후군 증상들이나 다른 만성질환을 동반하기도 한다.

이런 경우는 마른 체형이라고 해도 당연 체중을 줄여야 한다. 말랐지만 건강하게 10년 이상 지내왔던 본인의 체중이 기준이 된다. 기준 체중에 최대 10% 이상을 넘은 경우면 당뇨 탈출을 위한 체중 목표범위를 달성해야 한다.

뚱뚱한 정상, 마른 사람의 2형 당뇨는 왜 그런 것인가?

2형 당뇨의 이유는 과식으로 인한 고혈당, 인슐린의 폭등, 체중 증가의 악순환에 기반한다. 대부분의 경우 과체중이나 비만을 동반한다. 그런데, 가끔 매우 뚱뚱한 체형을 가진 사람들의 혈액검사 소견이 극히 정상인 경우를 본다. 반대로 아주 마른 사람에서 2형 당뇨 진단과 더불어 고지혈증 등의 각종 대사질환의 표지자들이 비정상을 보이는 경우가 있다. 많지는 않지만 아주 가끔 있다. 의학계에서 미스터리로 취급된다.[33]

이는 사람의 구조적 차이를 이해해야 풀리는 문제이다. Leptin이라는 호르몬은 지방에서 주로 분비되는데, 이 호르몬이 충분히 분비되지 않으면 섭식중추에 영향을 주어 식욕이 멈추지 않게 된다. 먹어도 먹어도 계속 배고프게 된다. 계속 먹게 되므로 고혈당은 지속되고 인슐린이 폭등하는 악순환을 반복한다.

지방의 숫자를 많이 타고난 사람은 지방의 크기가 지속적으로 커질 여력이 충분히 있다. 체중은 늘고 몸은 풍선처럼 부풀어도 여전히 지방이 커질 여력이 남는다. 이 경우는 지방으로 변환되어 다른 단백질과 결합하거나 혈액 중의 당으로 떠돌 만한 포도당이 아직 부족한 것이다. 한계는 있다. 역

---

33) 이 미스터리를 풀기 위한 노력의 과정과 나름의 결론을 The New York Times의 medical reporter인 Gina Kolata가 여러 전문의들을 인터뷰하고 조사하여 기사로 쓴 적이 있다. "Skinny and 119 Pounds, but With the Health Hallmarks of Obesity"라는 제목의 2016년 1월 22일자 기사이다. 필자의 책 『최신 의학뉴스 해설』에서 「마른 당뇨, 뚱뚱한 정상」이라는 제목으로 추가 해설을 붙여둔 것이 있으니 참조.

시 어느 선을 넘으면 이제 고지혈, 고혈당의 전형적인 2형 당뇨와 대사질환으로 발전한다. 반대로, 타고난 지방의 숫자가 매우 적은 사람이 있다. 지방의 숫자가 적으므로 Leptin의 분비 역시 적다. 따라서 식욕은 계속된다. 지방의 숫자 자체가 적으니 더 커질 지방세포들이 없다. 여전히 마른 체형을 하고 있음에도 혈액 속에는 이미 중성지방(Triglyceride, TG)과 저밀도지단백(Low density lipoprotein, LDL) 등이 폭등하고 혈중 포도당 역시 증가하게 되는 것이다. 전형적인 2형 당뇨와 대사질환의 혈액 소견을 보이게 된다.

정밀당뇨관리에서 분류하는 Type[34] 중 C, S Type에서 타고난 지방의 숫자가 적은 사람들이 많다. 마른 당뇨의 확률이 높다는 말이다. B, P Type에는 선천적으로 지방의 숫자를 많이 타고난 경우가 흔하다. 상당한 과체중이나 비만임에도 혈액 소견이 정상인 경우가 자주 있다. 사람의 타고난 구조적 차이가 있음을 이해해야 한다.

---

34) 부록 2 참조.

정밀당뇨식이요법을 얼마나 실천하면 효과를 볼 수 있는가? 회복 속도의 차이는 있는가? 그 이유는?

각 사람의 Type별로 식사의 종류를 구분하고, 자신만의 극소 식사량을 찾고, 규칙적으로, 채소-어육류-곡류의 비율을 조절하여 식사하는 것이 정밀당뇨식이요법의 핵심이다. 정확하게 시행될 경우 그 효과는 즉시로 나타난다. 무슨 마법이 아니다. 2형 당뇨의 이유가 많이 먹어 체내의 온갖 교란을 일으킨 것이므로 중단하면 바로 다 되돌아간다. 다만, 인슐린의 폭등으로 인한 다양한 영향[35]까지 진행되었거나 소혈관이나 대혈

---

35) 과식, 특히 탄수화물의 과식은 혈중에 포도당(glucose)을 폭증시키므로 고혈당(Hyperglycemia)이 되고, 이에 대응하려는 노력으로 췌장에서 분비되는 인슐린이 폭등하게 되어 고인슐린혈증(Hyperinsulinemia)이 된다. 혈당 자체가 높아서 혈관 내벽의 지속적인 염증과 수복의 반복을 통한 모세혈관의 막힘으로 소혈관, 대혈관질환의 합병이 유발됨과 동시에 폭등한 인슐린 역시 과도하게 혈당(glucose)을 지방세포로 전환시켜 비정상적으로 혈관 속의 포도당이 극도로 줄어들어 버리는 모순적 상황들이 반복된다. 따라서, 혈당 공급을 받지 못한 뇌와 근육은 피로(fatigue), 두중감(brainfog), 사고와 집중장애(thought and concentrate disorder), 근육무력(muscle weakness) 등이 빈발하게 된다. 이러한 현상은 약물이나 인슐린 주사 등을 사용하는 경우 더욱 자주 또는 심하게 나타나게 된다.
또한, 다양한 호르몬 체계에 비정상적인 영향을 주는 것으로도 짐작된다. 지방세포에서 분비되는 렙틴(leptin)을 억제하여 뇌의 섭식중추를 교란하므로 과식(overeating)을 넘어 폭식(binge eating)을 하게 하고, 갑상선 호르몬도 억제하여 갑상선 기능저하에도 영향이 있는 경우가 있다. 부신(adrenal gland)에서 분비되는 Cortisol을 억제하여 전신염증의 회복을 더디게 하고, 남녀의 성호르몬(estrogen/progesterone & testosterone)을 억제하여 여성의 다낭성난소증후군(Polycystic Ovarian Syndrome, PCOS)이나 남녀 모두에서 불임(infertility)의 확률이 높아지게 하는 것으로 관찰된다. 중추신경계의 세로토닌(serotonin), 도파민(dopamine) 등 신경전달물질

관의 합병까지 진행된 경우면 되돌아가는데 시간이 좀 더 걸리거나 어느 만큼의 후유[36]를 남기고 회복될 수도 있기는 하나 초기인 한 거의 대부분 완전탈출이 빠르게 가능하다.

공복당과 식후당은 매우 신속하게 정상범위로 돌아오고, 시행 초기나 과체중이 심한 경우 한동안 아침 공복당은 높게 유지되는 경우가 흔하다. 체내에 지방으로 저장된 포도당이 공복시간이 길어지므로 당신생(Glyconeogenesis) 과정을 통해 혈관으로 보내어지기 때문이다. 공복당이 정상범위로 들어오게 되면 대개 당뇨에서 탈출한 일차적인 신호로 보면 된다.

식후당 수치는 오르고 내리는 변화가 많으므로 그리 신뢰

(Neurotransmitter)들을 억제하여 우울증(depression), 불안증(Anxiety), 공황장애(Panic disorder), 간질, 치매 등을 유발하기도 한다고 보여진다. 면역계에도 광범위하게 영향을 미치는 것으로 보이는데, 대표적으로 Interleukin 6(IL6) 등 다양한 단백질들의 기능을 억제하여 염증반응이나 알러지 등에 반응하는 정상적인 기능을 방해하는 것으로 짐작된다.

36) 소혈관질환(microvascular complications)의 합병으로 대표적인 망막증과 신부전의 경우 초기에는 완전회복이 가능할 수 있다. 정밀당뇨식이요법을 철저히 시행하면 망막에서 더 이상의 손상이 멈추고 파괴된 혈관과 변성된 조직이 새로운 조직으로 바뀌는 것은 아니나 주변 혈관들의 역할 분담으로 기능을 거의 회복한다. 신부전의 경우 개인차와 병행 질환에 따라 다르지만, 대체로 Creatinine이 3mg/dL정도 이내이면 여전히 완전회복이 가능할 확률이 높다. 그 이상은 회복이 어려운 경우가 많으므로 가능한 조기에 시행할 수 있어야 할 것이다.
심장이나 뇌혈관질환(Cardio-, Cerebro Vascular Disease, CVD)과 같은 대혈관질환(macrovascular complications)의 합병들에 대해서는 예방적 측면이 많으나 이미 발병한 경우는 2차 발병을 막는 것에 큰 도움이 된다. 남은 후유에 대하여 가역적 회복을 기대하는 것은 확률이 낮고 시간이 훨씬 더 많이 걸림을 밝혀둔다.

할 수치는 못 된다. 이후에는 공복당과 체중, 그리고 3개월에 한 번씩 당화혈색소를 체크해서 완치 유지를 확인하면 된다.

정밀당뇨식이요법을 철저히 잘 시행했다고 할 경우, 보통 당화혈색소가 10% 이하인 경우는 최대 3개월이면 충분하고, 10% 이상인 경우는 최소 3~6개월 정도를 예상하면 된다. 장기 복용하는 약의 종류가 많거나 다른 질환 등이 있으면 회복 기간에 차이가 많이 난다. 특히 당뇨약 중 Sulfonylurea는 당뇨탈출과 회복을 까다롭게 하는 주범 중의 하나이므로 가능한 빨리 제거하는 것이 탈출속도를 빠르게 하는 데 유리하다.

일반적으로 7% 전후로 유지하는 것을 목표로 하고, 연세가 많으신 분이나 상황에 따라서는 7.1~8.5%를 목표[37]로 유지하는 것이 필요하다. 목표 달성을 한 이후에는 그대로 식습관을 관리하되 매일 손가락을 찌르거나 연속 혈당 체크기(Continuous glucose monitor, CGM)를 사용하는 자가 혈당 체크는 그만해도 좋다. 체중은 매일 관찰하기를 권하고 당화혈색소는 이후 3개월에 한 번 정도만 확인하면 충분하다. 1년 이상 당화혈색소도 목표범위 내에서 안정적으로 유지되면 매일

---

37) "2장 당화혈색소의 목표치는 얼마인가?" 참조.

아침 체중을 체크해서 관리하는 것과 정기검진 외에는 더 이상 필요한 검사는 없다.

장단기 정밀당뇨식이요법의 예후는 어떠한가?

정밀당뇨식이요법은 단기적으로 당뇨에서 탈출하게 하는 분명한 목표를 가지고 있다. 2형 당뇨에서 대부분 동반되는 과체중과 고지혈 등의 정상화는 부차적으로 따라오는 유익이다. 혈액 중의 포도당이 정상범위 이내로 빠르게 내려오게 되므로 소혈관(microvascular)들의 상태가 회복되어 망막과 신장에서 유발되는 증상들이 사라진다. 대혈관(macrovascular)의 부담이 급감하므로 심장병과 뇌출혈 등의 심혈관질환 예방에 크게 기여하게 된다.

고혈당으로 인해 폭증한 인슐린은 전신 호르몬 계통에 직접적인 해가 된다. 먼저 혈당이 떨어지고, 중장기적으로 인슐린 폭등이 서서히 가라앉으면서[38] 그로 인해 유발되었던 증상들이 하나씩 사라지게 된다. 렙틴(leptin)의 억제가 사라지면서 배고픔이 줄어들어 과식, 폭식이 사라지기 시작한

---

38) 짧게는 2~3주 만에 충분히 정상화될 수도 있다.

다. 부신(adrenal gland)의 Cortisol에 대한 억제가 줄어들면서 각종 만성 염증들이 감소하기 시작한다. 성호르몬의 조절방해가 줄어 정상적인 난자를 성숙하게 하여 다낭성난소증후군(Polycystic Ovary Syndrome, PCOS)의 악화가 멈추게 되고, 남성 측의 성기능장애도 개선되기 시작한다. 외모의 개선으로 인한 자신감뿐만 아니라 Serotonin 같은 신경전달물질(Neurotransmitter)들의 정상화로 우울, 불안, 공황장애 등도 많이 회복되는 편이다. Interleukin 6 등의 면역단백질의 정상화에도 기여하여 알러지나 자가면역질환 등의 치유도 자주 보게 된다.

　장기적으로는 당뇨의 합병증들과 파생질환들은 물론이고, 과체중으로 유발되거나 증가되는 암[39]의 예방까지 기대할 수 있다.

---

39) Kyrgiou M, Kalliala I, Markozannes G et al., "Adiposity and cancer at major anatomical sites: umbrella review of the literature", BMJ 2017;356:j477. 2017년 BMJ에 발표된 논문으로 과체중과 암의 관계에 관하여 200개 이상의 임상연구들을 모아 조사하였다. 췌장(pancreas), 신장(kidney), 난소(ovary), 담도(biliary tract), 식도(oesophagus), 대장 및 직장(colon and rectum), 골수(bone marrow -multiple myeloma), 위(stomach), 유방과 자궁(breast and endometrium) 등 11개 부위에서 연관이 높다는 강력한 근거들이 확인되었다. Guardian지에도 널리 소개된 이 논문의 결과를 영국국립보건원(National Health Service, NHS)에서 국민보건을 위한 교육자료 중의 하나로 채택하고 있다. https://www.nhs.uk/news/cancer/wide-range-of-cancers-now-linked-to-being-overweight/참조.

충분한 사후관찰 사례가 있는가?

임상적으로는 수개월에서 수십 년까지 다양한 관찰 사례가 있다. 당뇨탈출을 체험하고 지속적으로 정밀당뇨식이요법을 지키면서 건강하게 잘 지내고 있는 사례들은 셀 수 없이 많다. 체험자들의 지속적인 소개와 안내로 점점 더 많은 사람들이 당뇨탈출을 시도하고 있거나 성공하고 있다. 전문적으로 당뇨탈출을 돕는 의료기관들[40]이 차츰 늘어나고 있다.

기록과 보고가 미비함은 인정해야 하겠다. 이를 보완하여 관찰 사례와 자료를 모아 한국뿐만 아니라 국제적으로도 널리 알리려는 기초작업을 진행 중이다. 멀지 않은 미래에 결실을 기대하고 있다.

사람의 Type에 따른 구분은 하지 않고 있지만, 저탄수화물식과 단식 또는 극소식을 주요 도구로 2형 당뇨 완치 사례와 완치 후 유지 사례들을 추적 관찰하여 자료화하여 발표하고 있는 그룹들도 있다.[41] 또한 단체를 구성하여 칼로리제한식

---

40) 한국 서울에 여덟 곳, 캐나다 토론토에 한 곳 현재 총 아홉 군데에서 전문적으로 정밀당뇨식이요법을 이용한 정밀당뇨관리를 시행하고 있다. 현재 많은 의료인들이 전문훈련을 받고 도입을 계획 중이므로 전문기관은 더욱더 늘어날 전망이다. http://www.ecmclinic.com 참조.

41) Dr. Sarah Hallberg가 관여하고 있는 미국의 Virta Health라는 곳이 대표적이다. 저탄수화물식과 간헐단식, 그리고 전문 coach의 온라인 관리방법으로 2

과 저탄수화물식의 비교논문 등을 취합하고 분석하여 근거를 만들고 국가의 식품 권장지침을 변경하려는 영양, 의료 전문가 단체들[42]도 차츰 늘어나고 있다. 이들이 발행하는 보고서들은 대부분 저탄수화물식의 효과에 대한 장기적인 관찰 결과가 국가나 의학단체의 식품 권장기준을 바꾸어야 할 정도로 명백히 유효함을 주장하고 있다.

성공 사례와 실패 사례의 이유는 무엇인가?

무엇이 어디에 좋다고 매일 특정 음식과 건강식품을 홍보하고 더 많이 섭취하라는 것이 상식인 듯 보이는 세상에서 사람의 Type에 따라 음식의 종류를 달리 선택한다는 것부터 기존

형 당뇨의 완치율과 1년 후, 2년 후 완치지속율을 논문으로 계속 발표하고 있다. http://www.virtahealth.com에서 누구나 볼 수 있도록 연구결과들을 올리고 있고, webinar를 통해서 지속적인 홍보를 하고 있다.

42) 영국의 Public Health Collaboration, 서호주의 정책입안팀(a team of policymakers from Western Australia), 캐나다의 Canadian Clinician for Therapeutic Nutrition(CCTN, ccfortn.ca), 스웨덴의 dietdoctor 등이 있다. 미국에서는 대학이나 연구소 소속의 개별의사 및 연구자들이 자신들의 연구결과들을 바탕으로 5년마다 발행하여 전 미국에 영향을 미치는 Dietary Guidelines의 개선을 위해 자문 및 적극적인 의견개진 등의 노력을 하고 있다고 한다.

의 식품 권장지침과는 반대[43]로 탄수화물의 비율을 극도로 줄이라는 것, 단식(Fasting)과 극소식(Fasting mimicking diet, FMD)의 유익을 주장하는 것 등 어느 하나 쉽게 받아들이기 어려운 내용들로 가득한 것이 정밀당뇨식이요법이긴 하다. 처음부터 머리로 이해하라고 하기는 무리여서 이해를 구하지는 않는다. 놀라운 건강적 유익과 당뇨탈출의 지름길이 있음에도 유행과 거리가 있고 근거가 부족하다는 잘못된 생각에 아예 시도조차 해보지 못하는 사람들도 더러 있다. 이 안내서를 쓰고 있는 이유이기도 하다.

음식과 질병과의 관계에 대한 연구와 더불어 정밀당뇨식이요법의 부분 중 저탄수화물식과 단식 또는 극소식의 방법을 처음 창안한 2000년 초반과는 달리 최근 몇 년 사이에 전 세계적으로 상당히 많이 알려지고 있는 듯하다. 사람의 Type별로 음식의 종류를 달리 접근해야 한다는 부분은 여전히 찾아보기가 어렵긴 하지만.

개인적인 체험이든 성향이든 새로운 것을 쉽게 받아들이고, 편견 없이 시도해보고자 하는 이들이 대개 쉽게 성공한

---

43) Caroline Roberts, MD., "To Reverse Type 2 Diabetes, Flip the Food Pyramid Upside Down", Dec. 13, 2017은 필자의 오랜 주장과 같은 글을 쓴 미국 내분비의사의 글이다. 참조해 볼 것.

다. 당연 의지력이 강할수록 성공 확률은 매우 높다. 가끔 초인적인 의지력을 가지고 기존의 당뇨식사 지침이나 식품 가이드라인과 약물 복용, 인슐린 주사를 철저히 해오다가 절망에 빠진 분들을 만날 때면 참 안타깝다. 더욱이 이런 분들은 아직 보편화되지 않은 새로운 시도에 마음의 벽을 쌓고 있는 경우가 많다. 그럼에도 그 강력하게 잘못된 방향을 수정하여 한번 시도해보겠다고 마음먹으면 빠르게 당뇨탈출을 하시는 분들도 자주 있다. 보람이 크다. 며칠 굶어보거나 본인의 Type에 맞다는 음식으로 탄수화물의 비율을 확 줄여서 식사법만 좀 바꾸어 보는 것에 잃을 것이 무엇인가? Nothing to lose 아닌가?

머리로 이해되고 의학적 근거가 충분히 만들어져 보편화될 때까지 기다리겠다는 분은 어쩔 수 없다. 물론 의지력이 매우 약한 경우도 본다. 주변의 말들과 인터넷의 떠도는 정보들에 영향을 너무 많이 받는 사람들도 있다. 잘 해오다가 가까운 지인들의 핀잔으로 한순간 무너져 힘들어 하기도 한다. 실패 사례가 많은 경우이다.

하지만, 성실하게 당수치를 체크하고 음식 사진을 찍어오고 하시는 분들 중 실패하는 확률은 매우 적은 편이다. 자신의 눈으로 음식과 수치와의 관계를 확인하는 훈련이 이미 되어 있기 때문이다. 넘어져도 다시 일어난다. 누구라도 정체기(plateau)와 정서적 침체기가 온다. 전문가의 지속적인 도움이나 동병상련의 커뮤니티가 필요한 이유이다. 정체기에 불안해하고 흔들리는 사람도 있으나 전문의사의 지침을 잘 따라 시행하여 어렵지 않게 다시 당뇨탈출을 향해 가서 결국 성공하는 사람들도 많다. 모두가 정밀당뇨식이요법을 통하여 성공적으로 당뇨탈출을 할 수 있기를 간절히 소망한다.

실패를 줄일 수 있는 대안은 있는가?

정확한 이해를 바탕하고 상당한 의지력이 있는 경우가 아니면 혼자 시행해서 성공하기는 그리 쉽지 않다. 물론 안 되는 것은 아니다. 방대한 지식과 경험이 필수이므로 전문인력의 도움이 꼭 필요한 경우가 대부분이다. 가능하면 초기에 최소 몇 주는 정밀당뇨식이요법에 대해 잘 훈련된 코치나 상담자 등 전문인의 지도를 실시간 받는 것이 실패를 줄이고 성공 확률을 훨씬 높이는 방법이 된다. 스마트폰을 이용하여 자신의 상태를 기록하고 실시간 상담 및 코치를 받는 서비스[44]를 이

---

44) 2019년 현재 이를 위해 잘 훈련된 전문인력(care manager)으로부터 실시간 온

용하는 것도 좋다. 당뇨탈출후의 관리에서 계속해서 도움과 관리를 받는 것이 필요한 경우도 많다.

본 안내서를 먼저 정확하게 이해하고 체험을 시도하는 것이 중요하다. 기존의 상식과 생활습관을 완전히 바꾸는 것이므로 처음부터 쉽지는 않다. 새로운 생활습관을 몸으로 익히기에는 시간이 좀 필요하지만, 분명히 당뇨탈출의 길, 질병회복과 예방의 길, 온전한 건강의 길이 된다. 본 안내서를 수십 번 읽어서 외울 정도 되면 더 좋다. 유튜브, SNS 등 다양한 미디어[45]를 통해 충분한 기초지식을 쌓는 것도 좋다. 정밀당뇨식이요법의 바탕에 있는 의과학적 이유와 지침들을 잘 이해할수록 실패를 줄일 수 있다.

비슷한 상황에 있는 사람들이 모여 그룹을 형성하는 것도 좋은 방법이다. 온-오프라인 커뮤니티를 형성하여 본 안내서를 공부하고, 이를 기반하여 서로의 지식과 정보, 체험과

라인 상담, 관리 및 교육을 위한 플랫폼을 구축 중이다. 추후 http://www.precisiondiabetescare.com이라는 웹사이트를 통해 공개하고 널리 알려 나가게 될 것이다.

45) 필자가 운영하고 있는 Facebook page와 Youtube의 "정밀당뇨관리(Precision Diabetes Care)" 채널 참조. 사람의 Type에 따라 음식의 종류를 구분해야 한다는 개념은 부족하지만 영어권에서는 Dietdoctor나 Low Carb MD와 같은 Podcast도 좋다. 저탄수화물식과 단식 및 극소식의 의과학적 측면에서 질 높은 좋은 정보들을 많이 얻을 수 있다.

감정을 나누고 격려하며 당뇨탈출이라는 공통의 목표를 향해 함께 가는 것도 실패를 줄일 수 있는 좋은 대안이 된다.

언제까지 정밀당뇨식이요법을 시행해야 하는가?

정밀당뇨식이요법(Precision Diet for Diabetes)을 중심축으로 하는 정밀당뇨관리(Precision Diabetes Care, PDC)는 기존의 식사법과 운동 등 모든 생활방식을 재조정하는 것이다. 당뇨나 비만, 대사 문제의 해결을 위해 잠시 이용하고 원래의 잘못된 생활로 돌아가는 것이 아니다. 문제해결을 위해 시작하는 것이지만 이를 계기로 식사, 운동, 목욕, 호흡법 등 생활 전반의 방법을 나에게 가장 맞는 방법으로 바꾸는 출발인 것이다. 따라서, 남은 인생 동안 새로운 건강습관으로 익혀 시행하는 것이 당뇨탈출을 넘어 질병예방과 건강증진의 지름길이 되는 것이다.

당뇨탈출 자체는 오래 걸리지 않는다. 정확히 정밀당뇨식이요법을 시행하면 당화혈색소 10% 이하의 경우 3개월 정도면 충분하다. 10% 이상이라도 3~6개월 정도면 충분하다. 오랜 당뇨로 파생된 각종 합병증이나 부작용도 서서히 사라지게 된다. 나이가 들어감에 따른 자연적인 노화까지 막을 수는 없지만 최상의 건강상태를 유지할 수는 있게 된다. 자신에게 맞는 종류와 적절하고 균형 잡힌 음식을 평생 소식하는 것은 장수[46]와 깊은 연관이 있기도 하다.

정밀당뇨식이요법을 통한 당뇨 관리 시 비용효과는 어떠한가?

당뇨 또는 당뇨전단계에서부터 약물처방을 받게 되는 경우는 매우 흔하다. 약물, 인슐린 주사 등의 비용과 의사를 만나는 데 드는 비용, 병원에서 주로 하는 당화혈색소 및 합병 확인과 관리를 위한 비용, 자가 혈당 체크를 위한 비용, 이러한 관리를 위해 자신의 일터와 가정에서 잃게 되는 기회비용 등 이루 말할 수 없는 누적된 비용이 추가적으로 지출되게 된다. 정확한 계산이 어렵지만 상당한 비용임은 틀림없다. 단순 약

---

[46] 장수(Longevity)의 문제는 본 안내서의 범위를 넘기는 하나 장기적인 효과로 연관이 될 수밖에 없다. 관련 연구자들 역시 당뇨를 치료하기 위하여 시작하게 된 식사법의 실험과 관찰의 결과들이 결국은 장수와 직결됨을 깨우치고 다양하게 소개하고 있다. Valter Longo 교수는 대학의 장수연구소 소장(Director of The Longevity Institute, University of Southern California)을 맡고 있다. 자신의 책 제목을 The Longevity Diet라고 짓고 부제로 "Discover the new science behind stem cell activation and REGENERATION TO SLOW AGING, fight disease, and optimize weight"라고 썼다.
전통적으로 세계 최장수국 중 하나인 일본을 중심으로 장수를 연구하는 다양한 학자들의 주장에서 공통되는 것이 소식이었고, 최근에는 Dr. Jason Fung, 2016년 노벨 생리의학상을 수상한 Dr. Yoshinori Ohsumi 등 수많은 의료인, 연구자 및 학자들이 이를 뒷받침하는 연구와 임상결과들을 더하고 있다.

물 비용만 계산해도 상당하다. Dr. Sarah Hallberg는 TED 강연에서 자신들의 연구결과를 인용했다.[47] 단순히 약물 사용을 중단하는 것만으로도 연간 $2000 USD를 절약할 수 있었다고 한다.

나라마다 의료제도와 방법이 다르긴 하겠지만 약물 자체의 비용절감만 연간 $2000 USD가 가능하다면, 특히 젊은 사람들의 비용효과는 상상을 초월하는 금액이 될 것이다. 그 비용으로 약물 복용을 열심히 하여 관리를 해도 합병을 막기는 어렵거나 오히려 악화될 수도 있다[48]는 데 더 큰 문제가 있다.

초기부터 비용이 투입되어도 더 큰 비용이 투입되는 합병과 사망을 전혀 막을 수 없더라는 연구들의 결론이다. 비용이 얼마나 될지 현재로서는 계산이 어렵더라도 당뇨에서 회복하고 건강을 유지할 수 있다면 각자의 경제적 상황에 따라 가치가 매우 다를 수도 있을 것이다.

정밀당뇨식이요법은 비용이 들 것이 없다. 약간의 공부와

---

47) Dr. Sarah Hallberg, Reversing Type 2 diabetes starts with ignoring the guidelines, TED x PurdueU: "Our analysis showed that our patients could save over $2000 a year just on the diabetes meds they were no longer taking."

48) ACCORD, ADVANCE, VADT 등의 임상연구결과 참조. 상세내용은 "3장 현대의학의 치료방법으로 합병을 효과적으로 막을 수 있는가?"에서 확인할 것.

자신의 생활을 바꾸는 의지와 노력만 있으면 엄청난 비용을 아끼게 된다. 약물 사용을 중단하거나 현저히 줄임으로써 절약하게 되는 비용과 단식 또는 극소식을 하므로 일상의 식료품 비용마저 거의 반으로 줄어든다. 나에게 좋은 음식의 종류를 소량, 고품질로 선택하여 즐겨도 남는 계산이다. 경제적 가치를 언급하고 있지만 비용과 지출을 아끼게 되는 것은 덤이라는 것을 반드시 이해하기 바란다. 가장 중요한 것은 돈으로 살 수 없는 당뇨탈출의 바른 길이자 만성질병예방 및 생명연장까지 기대할 수 있는 지름길임을 명심하고 몸으로 체험하기 바란다.

운동은 꼭 필요한가? 그렇다면 어떤 운동이 좋은가?

운동은 당뇨를 치료하는데 직접적인 관계가 없다. 식후당을 잠시 떨어지게 하는 일시적인 효과뿐이다. 그것으로 끝이다. 체중감량의 관점에서 가장 비효율적이고 거의 무효한 것이 운동이다.[49] 식전 당수치나 당화혈색소를 운동을 통해 낮추는 것은 불가능하다. 그렇다고 운동이 아무런 쓰임이 없는 것은

---

49) "3장 식이요법만으로 당뇨를 치료할 수 있는 이유와 과학적 근거는 무엇인가?" 참조.

아니다. 정밀당뇨관리에서 중요도의 우선순위를 매기자면 1, 2, 3, 4, 5위까지가 거의 식이요법이 차지하고, 6번째쯤 운동이 조금 들어간다고 이해하면 좋을 것이다.

정밀당뇨식이요법을 전제로 하면서 운동을 추가로 더하는 것은 당연 바람직하다. Type에 따라 어떤 운동이 맞는 것인가 구분하는 것 역시 중요한 지침이 된다. 체중감량에 그래도 도움이 되는 운동으로는 달리기, 등산, 자전거타기, 수영 등의 유산소운동(Aerobic Training, AT)이 된다.[50] 운동시간을 늘렸을 때는 유산소운동(Aerobic Training, AT)과 근육운동(Resistance Training, RT)이 비슷한 체중감소효과가 있다고 하지만, 일반적으로는 유산소운동(AT)이 체중감소와 조절에 효과적이므로 당뇨탈출에 더 도움이 된다.

적절한 운동시간은 보통 주 3회 운동을 한다고 할 경우 격렬한 운동이면 매 25분 정도, 한 주에 총 75분, 격렬하지 않을 경우 매 50분 정도로 한 주에 150분 정도가 연구결과에 의한 권장시간이다.[51] 이런 기본지식을 바탕으로 자신에게 맞는

---

50) Willis LH, Slentz CA, Bateman LA et al., "Effects of aerobic and/or resistance training on body mass and fat mass in overweight or obese adults", J Appl Physiol(1985), 2012, 113(12), pp.1831~37.

51) Arem H, Moore SC, Patel A et al., "Leisure time physical activity

운동을 선택해야 한다. 대개 땀을 흘리도록 하는 운동과 땀을 막으면서 하는 운동으로 구분한다.

 Type B는 특별히 땀을 많이 흘리는 운동을 선택해야 한다. 등산이나 달리기 등 숨이 차고 심장이 많이 뛰는 운동을 해야 한다. 수영처럼 땀을 막는 운동은 피해야 한다. 운동 후나 평소에도 땀을 많이 내는 사우나 온탕을 즐겨 하는 것이 유리하고, 운동 중이나 후 또는 평소에도 항상 따뜻한 물을 섭취하도록 주의해야 한다. 호흡운동도 육체적인 운동 못지않게 중요한데, 들이쉬는 숨을 길게 하는 것이 요점이다. 4초간 들이쉬고, 4초간 중지, 2초간 내쉬는 호흡운동을 반복 훈련하고 같은 비율로 시간을 늘려 나간다.

 Type P도 역시 땀을 많이 흘리는 운동이 좋다. 달리기, 등산, 자전거 타기 등 하체운동을 위주로 하면서 숨이 차고 땀을 많이 흘리는 운동이어야 한다. 배꼽 아래 하반신을 따뜻하게 하며 상반신도 땀이 나는 반신욕이 좋고 마시는 물은 시원할수록 좋다. 호흡운동은 대체로 들이쉬는 숨과 내쉬는 숨을 비슷하게 조절한다.

---

and mortality: a detailed pooled analysis of the dose-response relationship", JAMA Intern Med., 2015, 175 (6), pp.959~67.

Type C는 땀을 흘리는 것이 좋지 않다. 따라서, 운동을 격렬하게 하는 것보다 요가나 걷기 또는 수영 등의 운동을 하되 땀이 가능한 덜 나도록 해야 한다. 운동 후 몸이 더워졌을 때는 시원한 샤워를 하여 체표면을 빨리 식히는 것이 좋다. 아무리 더워도 항상 따뜻한 물을 마시도록 주의한다. 호흡운동은 들이쉬는 숨과 내쉬는 숨을 비슷하게 조절해도 무방하다.

Type S는 역시 땀을 흘리거나 체표면이 더워지도록 하는 것이 좋지 않다. 땀을 막는 수영이 가장 이상적이고 시원한 곳에서 빠른 걸음으로 걷기 등이 적당하다. 목욕이나 샤워 역시 미지근하거나 시원할수록 좋다. 운동 중이나 후에 마시는 물도 실온이나 약간 시원한 정도가 적절하다. 호흡운동은 내쉬는 숨을 4초, 4초 중지, 2초 들이마시기를 반복하여 들이마시는 숨보다 내쉬는 숨을 길게 훈련한다.

당뇨탈출이라는 목표에 운동은 전혀 중요한 순위에 있지 않지만, 정밀당뇨식이요법을 시행하는 중에 자신의 Type에 맞는 운동을 추가하면 전반적인 건강과 기분전환에 도움이 되므로 잘 활용할 수 있기 바란다.

혈당과 식이요법을 효과적으로 관리하는 도구나 방법이 있는가?

인터넷의 발달과 스마트폰의 보급은 의료의 다양한 분야와 진료의 방식에도 많은 혁명을 예고하고 있다. 머지않은 미래를 예상하며 미비점을 준비하는 분야도 있고, 이미 실용화를 거쳐 적용되고 있는 분야도 있다. 당뇨, 체중조절 등의 만성질환의 관리와 관련해서도 새로운 기술들이 이미 많이 도입되어 사용되고 있기도 하고 검증 중에 있거나 더 나은 기술들을 예고하고 있기도 하다. 특별히 의료인이나 전문상담자와 환자 사이의 거리와 시간의 간격을 원활하게 이어주는 기술의 발전은 당뇨, 비만, 대사질환 등 만성질환의 관리에 있어 필수적일 뿐만 아니라 매우 효과적임이 검증되고 있다.[52]

의료현장에서 만성질환의 관리는 지속적인 교육, 실시간

---

52) Michaelides A, Raby C, Wood M et al., "Weight loss efficacy of a novel mobile Diabetes Prevention Program delivery platform with human coaching", BMJ Open Diabetes Research and Care. 2016;4:e000264.
Michaelides A, Major J, Pienkosz E Jr, Wood M, Kim Y, Toro-Ramos T, "Usefulness of a Novel Mobile Diabetes Prevention Program Delivery Platform With Human Coaching: 65-Week Observational Follow-Up", JMIR Mhealth Uhealth. 2018;6(5):e93(Published May 3, 2018).
Murray E, Daff K, Lavida A et al., "Evaluation of the digital diabetes prevention programme pilot: uncontrolled mixed-methods study protocol", BMJ Open. 2019;9:e025903.

상담을 통한 지침 실천 및 관리, 진료 및 상담기록의 효율적인 수집이 핵심이 된다. 특히 정밀당뇨식이요법과 같이 주변의 인식이 충분하지 않은 상황에서 생활과 습관을 바꾸어야 당뇨탈출이라는 완전한 목적을 달성하는 과정은 전문가의 실시간 상담과 조언이 부족한 인식과 의지력을 보충하는 중요한 역할이 된다. 거의 대부분의 사람들이 손에 쥐고 있는 스마트폰은 좋은 연결의 도구이다. 문자나 이메일 또는 전문 앱을 통하여 실시간 혈당 수치를 주고받고 음식이나 생활요법에 대한 문의를 하고 조언을 받을 수가 있다.

본 안내서를 한 번 읽고 이해했더라도 방대한 내용이라 모두 기억하기 어려운 일반인이나 환자 입장에서는 수시로 요약된 교육정보들이 모바일이나 유튜브로 제공되는 것도 당뇨탈출의 목표를 달성하는 데 중요한 역할을 한다. 의료인이나 연구자 입장에서는 잘 관리되고 효율적으로 치료된 사례들의 자료를 모으고 발표하여 의학적 근거를 만들어 나가는 중요한 도구가 되기도 한다.

결국 이러한 디지털 기술들이 의료인의 경험과 판단을 대체할 수는 없어도 많은 대중들의 질병과 건강관리에 큰 도움을 주는 매우 효과적인 보조도구가 될 수 있는 것이다.

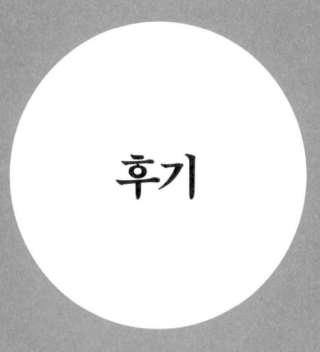

후기

Escape from Diabetes
by Precision Low-carb
& Periodic Fasting

의학이라는 학문은 대체로 과학이다. '대체로'란 의미는 실험실의 기초과학에 비하여 인체에서는 변수가 많다는 것이다. 화학과 생화학, 물리학의 생리학적 적용 등 다양한 분야에서 그렇다. 상식인 것처럼 알려진 칼로리 계산의 폐기에서부터 어제는 계란이 매우 나쁜 것이었다가 오늘은 완전식품으로, 아스피린이 심장병 예방의 좋은 도구였다가 어느 날부터는 중지해야 할 해로운 약물로 둔갑하는 것들도 그렇다. 가장 불확실성을 바탕으로 하는 과학이 의학인 탓이다. 일반인이 혼란스러운 것은 차치하고 전문 의료인들 역시 견해와 주장이 각각으로 나뉜다. 인간의 다름을 근본으로 연구해야 하는 이유이다.

대학에서 의학의 훈련은 주로 엄청난 분량의 암기를 바탕으로 한다. 인체의 구조와 기능, 질병과 치료법 등 기초적으로 머리 속에 입력해 넣어야 할 것들이 절대적으로 많기에 그럴 수밖에 없기는 하다. 문제는 환자를 실제로 보는 임상현장에 나왔을 때이다. 의료인으로서 가장 자신감이 넘칠 때가 국가고시를 패스한 후 임상현장에 투입되기 직전까지의 매우 짧은 기간이다.

엄청난 분량의 암기사항들과 정해진 가이드라인들에 따른 의료행위들은 실제 현장에서 때로 무참히 무너짐을 경험하게 된다. 그 괴리들 가운데 극단적으로 어렵게 입성한 의료계를 떠나거나 환자를 만나지 않는 다른 분야로 전업하는 사람들도 가끔 있게 된다.

임상은 흔히 예술이라고 칭하여진다. 스스로 떳떳하면서 성공적인 퍼포먼스를 해내는 사람들이 있는가 하면 양심을 덮어두고 직업인으로서의 의료에만 충실한 사람들도 생긴다. 오랜 후배 의사 지도의 경험에 비추어 보면 대개 임상현장의 관찰에 충실하되 의학의 기초적인 지식을 자유롭게 응용하고 융합하는 창의성이 높을수록 성공적일 확률이 높은 듯하다.

당뇨에 대한 세계적인 인식은 분명 문제가 많다. 1형 당뇨의 발견과 두려움이 2형 당뇨에도 그대로 드리워져 있는 듯하다. 벗어나야 할 때가 왔다. 완전히 다른 각도에서 보아야 한다. 그러한 흐름과 임상의 최전선에서 홀로 고군분투해오다 전 세계에서 유사한 소리들이 들려오고 있어 한결 마음이 가벼워지고 있다.

다행히 최근 5년 전 정도부터 서구 사회에서 음식과 질병의 관계를 연구하고, 약물을 줄이거나 끊고, 의학회의 가이드라인을 변경하려는 적극적인 노력들과, 그 이면의 이유와 기전에 대한 설명과 연구들이 당뇨와 대사질환 영역에서부터 쏟아져 나오고 있다.

영어가 모국어가 아닌 관계로 거의 20여 년 전부터 부르짖던 필자의 주장들과 같은 표현들이 서구의 의사들에 의해 영어로 전 세계 사람들에게 알려지는 것이 신기하기만 하다. 한편으로 약간의 질투도 나지만 더 큰 선을 위해 바람직하게 여기고 있다.

본 안내서는 당뇨뿐만 아니라 비만, 대사질환들에 대한 필자의 오랜 주장들을 문답형태로 종합 정리하고 전세계에서 거의 같은 주장들이 제기되고 있음을 소개하려고 애썼다. 아직 교과서나 임상연구를 통해 확정된 증거들은 부족하나 임상현장에서 일어나는 실제의 현상과 치료 과정들을 소개하고 논문으로 정리되었거나 되고 있는 것도 최대한 반영하려고 노력하였다.

여전히 새로운 근거들이 업데이트되고 새로운 사실들을 발견하게 되면 추가적인 소개를 지속해야 할 것임을 책임으로 여기고 있다. 때로 인정을 받지 못하더라도 질병을 퇴치하고 환자를 도울 수 있다면 포기할 수 없는 사명으로 믿는다.

본 안내서가 몇 명의 당뇨탈출 체험을 시작으로 해서 전 세

계 몇천 몇십억 인구에 이르기까지 당뇨 퇴치의 지름길이 될 수 있는 날을 꿈꾸어 본다. IGIT

부록 1

Escape from Diabetes
by Precision Low-carb
& Periodic Fasting

당뇨의 질병 분류에 대한 새로운 제안

소변에 당이 나온다는 개념의 당뇨라는 말에서 출발한 이 질환의 실체적 진실에 더욱 가까이 다가가면서 새로운 질병 분류가 필요하다고 보인다. 당뇨 자체만으로도 1형, 2형, 임신성, 특수성 등에 더하여 새로운 분류들이 나타나고 2형 당뇨 중에서도 1형과 유사한 상황을 보이는 경우가 생긴다. 과거 소아형, 성인형으로 분류했던 방법 역시 이제는 합리성을 잃어 사용빈도가 많이 줄었다. 당뇨가 일련의 대사질환들과 맞물려 가고 있음도 새로운 분류의 필요성이 대두되는 이유다.

필자는 세계 최초로 비만, 당뇨, 고중성지방혈증, 고콜레스테롤혈증 등 일련의 대사질환들과 이들의 합병증, 즉 고혈당(Hypeglycemia)으로 인한 소혈관/대혈관의 직접적인 합병증과 고혈당으로 유발된 고인슐린혈증(Hyperinsulinemia)으로 인한 호르몬계, 자율신경계, 면역계 등의 간접적인 합병증, 그리고 자가면역이든 약물의 남용이든 인슐린이 더 이상 분비되지 않거나 극도로 분비되지 못하게 되어 버린 상황 등을 모두 고려하여 새로운 질병개념정립과 분류가 필요하다고 주장한다. 이는 곧, 고혈당고인슐린혈증(Hyperglycemic-hyperinsulinemia)과 고혈당저인슐린혈증(Hyperglycemic-hypoinsulinemia)으로 재정립되는 것이 모든 면에서 합리성이 있다고 보인다.

고혈당고인슐린혈증(Hyperglycemic-hyperinsulinemia)

1. 원인:

    과식과 폭식, 특히 탄수화물의 비율이 높은 식단의 지속적인 과식으로 인한 고혈당(Hyperglycemia)

2. 증상(Symptom) 및 합병증(Complications);

    1-1) 고혈당(Hyperglycemia)증상: 갈증(Increased thirst), 잦은 소변(Frequent urination), 시야흐림(Blurred vision), 잦은 감염과 회복지연(Frequent infections & Slow-healing sores) 등.

    1-2) 소혈관 합병증(Microvascular complications) – 망막증,

신부전, 손발저림 및 냉증, 버거씨병 등 / 대혈관 합병증 (Macrovascular complications) – 고혈압, 심부전, 협심증, Stroke 등

2) 고혈당-고인슐린(Hyperglycemic-Hyperinsulinemia) 복합증상(=내장성 합병증, Visceral complications); 지방간(Fatty liver), 비만(Obesity), 고중성지방혈증(Hypertriglyceridemia), 고콜레스테롤혈증(Hypercholesterolemia), 2형 당뇨(Type 2 diabetes), 임신성 당뇨(Gestational diabetes), 특발성 당뇨(Idiopathic diabetes), 간염(Hepatitis) 등

3) 고인슐린(Hyperinsulinemia)증상(= 호르몬성 합병증, Hormonal complications); 배고픔, 과식, 폭식(Leptin 억제) / 우울증, 불안증, 공황장애, 불면, 치매 등(중추신경계Serotonin, Dopamine 등 신경전달물질 억제) / 갑상선기능저하 (갑상선 호르몬 억제) / 심한 2형 당뇨 또는 1형 당뇨 (췌장 호르몬 억제 또는 췌장부전, 췌장암) / 염증회복장애, 면역저하 (부신 호르몬 Cortisol억제) / 생리불순, PCOS, 불임 (여성 호르몬 억제) / 성욕저하, 발기부전, 불임(남성 호르몬 억제) / 알러지 염증반응, 자가면역질환 증가(Interleukin 6 억제) 등

3. 치료(Treatment):

1) 정밀당뇨식이요법(Precision Diet for Diabetes) – 개인화된 정밀(Personalized, Precision) 저당량식(Low GI/GL Diet)의 규칙적 단

식(Periodic fasting, PF) 또는 극소식(Periodic fasting mimicking diet, PFMD)

2) 합병증 - 대증치료

4. 치료기전 해설 :

정밀당뇨식이요법(Precision Diet for Diabetes) → 포도당 감소 (Decreased Glucose) → 인슐린 감소(Decreased Insulin) → 교감항진 & 호르몬 억제 감소(Increased Sympathetic tone & Decreased Hormone control) → 대사속도 증가(Increased Metabolism) & 갑상선, 췌장, 부신, 성 호르몬 억제 감소(Decreased Thyroid, Pancreatic, Adrenal, Sexual Hr. control) → 정상화(Normalized)

5. 적용 :

절대적이지는 않으나 Type B & P에서 고혈당고인슐린혈증의 확률이 높은 편이고, 부교감신경 긴장형 (Vagotonia=Parasympathicotonia)이므로 정밀당뇨식이요법이 훨씬 효과적인 결과를 보이는 경우가 많다.

고혈당저인슐린혈증(Hyperglycemic-hypoinsulinemia)

1. 원인 :

선천성, 자가면역질환, 약물성(2형 당뇨에 대한 sulfonylurea등 약물장기복용), 암 또는 수술로 인한 췌장파괴, 불명.

2. 증상(Symptom) 및 합병증(Complications)

1) 고혈당(Hyperglycemia)증상: 갈증(Increased thirst), 잦은 소변(Frequent urination), 시야흐림(Blurred vision), 잦은 감염과 회복지연(Frequent infections & Slow-healing sores) 등

2) 저인슐린(Hypoinsulinemia)증상: 극도의 배고픔(Extreme hunger), 급격한 체중감소(Unintended weight loss), 과민, 불안 등 정서이상(Irritability and other mood changes), 피로무력(Fatigue and weakness) 등

3. 치료(Treatment):

인슐린 주사(Insulin inj.) + 정밀당뇨식이요법(Precision Diet for Diabetes) - 개인화된 정밀(Personalized, Precision) 저당량식(Low GI/GL Diet)의 규칙적 단식(Periodic fasting, PF) 또는 극소식(Periodic fasting mimicking diet, PFMD) 병행

4. 치료기전 해설:

인슐린 증가(Increased Insulin) + 정밀당뇨식이요법(Precision Diet for Diabetes) → 대사속도 감소 및 부교감항진(Decreased Metabolism & Increased Parasympathetic tone) → 극도의 배고픔 감소(Decreased extreme hunger) → 체중 및 피로 회복(Increased weight & decreased fatigue), 정서안정(Normalized irritability and other mood changes)

5. 적용:

절대적이지는 않으나 Type C & S에서 고혈당저인슐린혈증의 확률이 좀 더 높을 수 있고, 교감신경 긴장형(Sympathicotonia)이므로 인슐린 주사를 주로 하여 정밀당뇨식이요법을 제한적으로 병행하는 것이 유리하다.

Hyperglycemic–Hyperinsulinemia 고혈당-고인슐린혈증

Vascular Symptoms & complications 혈관성 증상 및 합병증
Symptoms 증상
Increased thirst 갈증, Frequent urination 잦은 소변, Blurred vision 시야흐림, Frequent infections & Slow-healing sores 잦은 감염과 회복지연

Micro-소혈관성
Retina 망막 -> Kidney 신장 -> Peripheral Neuropathy 말초혈관 (신경통, 바거병)

Macro-대혈관성
Hypertension 고혈압 -> Cardio-, Cerebral dis. 심뇌혈관질환 -> Death 사망

Visceral Sx. & Cx. 내장성 증상 및 합병증
Fatty Liver 지방간 -> Obesity 비만 ->
Hypertriglyceridemia 고중성지방혈증 ->
Hypercholesterolemia 고콜레스테롤 -> Type 2 Diabetes, 2형 당뇨, Hepatitis 간염

Hormonal Sx. & Cx. 호르몬성 증상 및 합병증
Hungary 배고픔(leptin ↓),
Depression 우울증(Serotonin ↓)
Hypothyroidism 갑상선기능저하(Thyroid Hr. ↓)
Type 1 Diabetes 1형 당뇨(Pancreatic failure)
Chronic Inflammation 만성염증(cortisone ↓)
PCOS, Infertility 불임(Estgen ↓)
Hyposexuality, male infertility, 성욕저하, 남성불임(Testosterone ↓)
Autoimmune dis. 자가면역질환, Pancreatic Ca. 췌장암 등

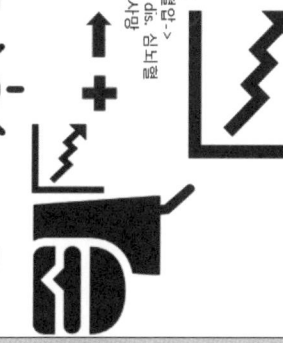

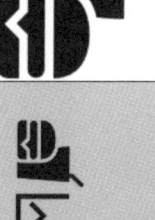

Hyperglycemic–Hypoinsulinemia 고혈당-저인슐린혈증

Vascular Symptoms & complications 혈관성 증상 및 합병증
Symptoms 증상
Increased thirst 갈증, Frequent urination 잦은 소변, Blurred vision 시야흐림, Frequent infections & Slow-healing sores 잦은 감염과 회복지연

Micro-소혈관성
Retina 망막 -> Kidney 신장 -> Peripheral Neuropathy 말초혈관 (신경통, 바거씨병)

Macro-대혈관성
Hypertension 고혈압 -> Cardiac dis, 신장병 -> Cerebral dis. 뇌혈관질환 -> Death 사망

Hormonal Sx. & Cx. 호르몬성 증상 및 합병증
Extreme Hunger 극심한 배고픔(fat X - leptin ↓)
Unintended Weight loss 급격한 체중감소
Irritability and other mood changes 과민 짜증 등 정서장애
Fatigue & Weakness 피로 및 무력감
Type 1 Diabetes 1형 당뇨

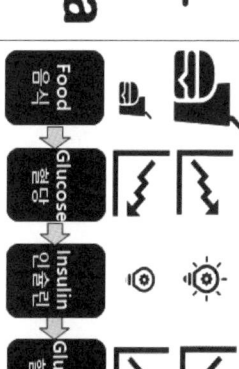

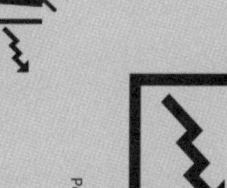

부록 2

Escape from Diabetes
by Precision Low-carb
& Periodic Fasting

Type B (소고기)

식사법 : 정밀 저당량식 & 주기단식(극소식)
1. 소식_ 규칙적인 극소식(30분~1시간 전 배고픔)
2. 규칙적인 식사_ 식사시간을 정할 것
3. 적정비율의 식사_ 채소, 육류, 곡류(아래 그림 참조)

채소	육류	곡류
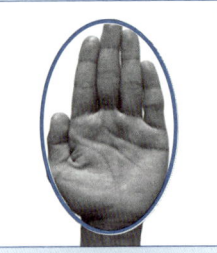	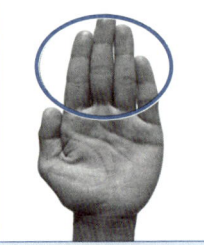	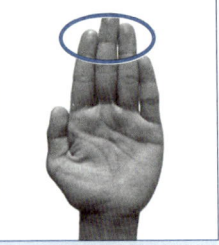
무, 당근, 연근, 비트, 토란, 우엉, 호박, 애호박, 가지, 콩나물, 버섯, 양파, 토마토, 아보카도	소고기, 닭, 오리, 돼지, 양, 염소, 계란노른자, 우유, 치즈, 버터, 콩류, 너트류, 두부/기름류 (참기름, 들기름, 카놀라유 등)	쌀(백미/현미), 밀가루 음식(빵, 국수 등), 귀리, 옥수수, 감자, 마 ＊**음료** : 커피(하루 한 잔, 뜨겁게), 더운물

운동법 : 발한(달리기, 자전거, 등산 등 주 3회 이상)
목욕법 : 사우나 또는 더운 목욕
호흡법 : 들숨을 길게

 316-4750 Yonge St., Toronto, M2N 0J6, ON, Canada
precisiondiabetescare@gmail.com
www.precisiondiabetescare.com   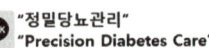 "정밀당뇨관리"
"Precision Diabetes Care"

Type B: 일주일 식단 예시

*기호나 상황에 따라 변형 또는 응용 가능함

	Day 1	Day 2	Day 3	Day 4	Day 5	Day 6	Day 7
아침	소고기오믈렛, 커피(온)	두부구이, 차	계란프라이, 우유(온)	치즈오믈렛, 우유(온)	삶은 계란, 커피(온)	채소오믈렛 (양파, 피망), 차	오믈렛케이크 (당근, 양파), 우유(온)
보충제*	보충제	보충제	보충제	보충제	보충제	보충제	보충제
다른 물 또는 차	다른 물 또는 차	다른 물 또는 차	다른 물 또는 차	다른 물 또는 차	다른 물 또는 차	다른 물 또는 차	다른 물 또는 차
이른 저녁	치킨샐러드** (팥, 양파, 무, 비트, 토마토 등)	소고기샐러드 (팥, 양파, 무, 비트, 토마토 등)	두부와 채소볶음	치킨샐러드 (팥, 양파, 무, 비트, 토마토 등)	소고기샐러드 (팥, 양파, 무, 비트, 토마토 등)	두부와 채소볶음	소고기스테이크 외 구운 마늘, 버섯

* 배고픔을 완화하기 위함
** 위장 장애가 있는 분은 반드시 먹일 것

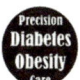

316-4750 Yonge St., Toronto, M2N 0J6, ON, Canada
precisiondiabetescare@gmail.com
www.precisiondiabetescare.com

"정밀당뇨관리"
"Precision Diabetes Care"

Type P (돼지고기)

식사법 : 정밀 저당량식 & 주기단식(극소식)
1. 소식_ 규칙적인 극소식(30분~1시간 전 배고픔)
2. 규칙적인 식사_ 식사시간을 정할 것
3. 적정비율의 식사_ 채소, 어육류, 곡류(아래 그림 참조)

채소	어육류	곡류
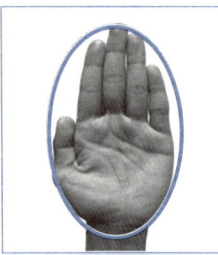	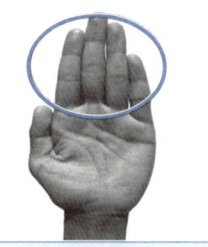	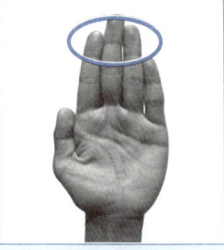
무, 당근, 연근, 상추, 양배추, 오이, 미나리, 청경채, 방울양배추, 브로콜리, 꽃양배추(콜리플라워), 콩나물, 호박, 애호박, 버섯, 아보카도	돼지, 소, 계란, 우유, 치즈, 버섯, 생선 및 해산물 (새우, 게, 조개, 오징어 등) 콩류, 너트류, 두부	백미, 보리, 메밀, 밀가루 (빵, 국수 등), 귀리, 호밀 ***음료**: 커피(하루 한 잔, 차갑게), 찬 보리차 또는 찬물, 녹차

운동법 : 발한(달리기, 자전거, 등산 등 주 3회 이상)
목욕법 : 사우나 또는 온욕
호흡법 : 들숨날숨 비슷하게

 316-4750 Yonge St., Toronto, M2N 0J6, ON, Canada
precisiondiabetescare@gmail.com
www.precisiondiabetescare.com   "정밀당뇨관리"
"Precision Diabetes Care"

Type P: 일주일 식단 예시

*기호나 성향에 따라 변형 또는 응용 가능함

Day 1	Day 2	Day 3	Day 4	Day 5	Day 6	Day 7
아침	아침	아침	아침	아침	아침	아침
베이컨오믈렛 녹차	삶은 두부 우유(산요)	계란프라이 우유(산요)	치즈오믈렛 녹차	삶은 계란 삶은 우유(산요)	채소오믈렛 (브로콜리, 콜리플라워, 양배추) 녹차	베이컨오믈렛 케이크 냉커피
보충제*	보충제	보충제	보충제	보충제	보충제	보충제
친물이나 보리차	친물이나 보리차	친물이나 보리차	친물이나 보리차	친물이나 보리차	친물이나 보리차	친물이나 보리차
이른 저녁	이른 저녁	이른 저녁	이른 저녁	이른 저녁	이른 저녁	이른 저녁
돼지고기샐러드** (잎채소, 오이 등)	소고기샐러드 (잎채소, 오이 등)	두부와 삶은 양배추	돼지고기샐러드 (잎채소, 오이 등)	해물샐러드 (잎채소, 오이 등)	해물(관자)샐러드 (잎채소, 오이 등)	돼지갈비스테이 크와 구운 마늘, 버섯

*배고픔을 완충하기 위함
**위장 장애가 있는 분은 반드시 익힐 것

316-4750 Yonge St., Toronto, M2N 0J6, ON, Canada
precisiondiabetescare@gmail.com
www.precisiondiabetescare.com   "정밀당뇨관리" "Precision Diabetes Care"

Type C (닭고기)

식사법 : 정밀 저당량식 & 주기단식(극소식)
1. 소식_ 규칙적인 극소식(30분~1시간 전 배고품)
2. 규칙적인 식사_ 식사시간을 정할 것
3. 적정비율의 식사_ 채소, 육류, 곡류(아래 그림 참조)

채소	육류	곡류
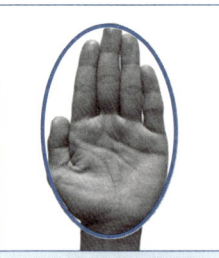	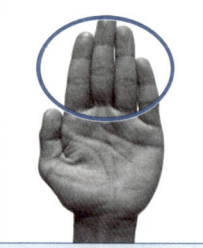	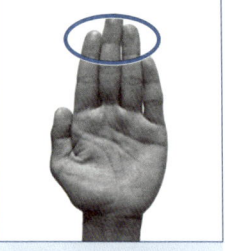
김, 미역, 다시마 등 해초류, 양파, 파, 시금치, 쪽파, 피망, 파프리카, 콩나물, 호박, 애호박, 가지, 토마토, 무, 당근, 토란, 우엉	닭, 오리, 칠면조 등, 양, 염소, 소고기, 계란, 콩류, 너트류, 두부/기름류 (참기름, 콩기름, 카놀라유 등)	쌀(현미, 찹쌀, 백미), 옥수수, 감자, 마, 수수 ＊**음료**: 차(꿀, 인삼, 생강, 대추, 매실, 레몬, 대추), 뜨거운 물

운동법 : 땀을 막는 운동(수영, 요가 등 주 3회 이상)
목욕법 : 미지근 또는 시원한 목욕
호흡법 : 들숨날숨을 비슷하게

 316-4750 Yonge St., Toronto, M2N 0J6, ON, Canada
precisiondiabetescare@gmail.com
www.precisiondiabetescare.com   "정밀당뇨관리"
"Precision Diabetes Care"

Type C: 일주일 식단 예시

*기호나 상황에 따라 변형 또는 응용 가능함

	Day 1	Day 2	Day 3	Day 4	Day 5	Day 6	Day 7
아침	닭고기오믈렛 생강차	두부전 생강차	계란프라이 우유(무)	치즈오믈렛 우유(무)	수란 생강차	채소오믈렛 (양파, 피망) 생강차	피망, 양파, 오믈렛케이크 우유(무)
보충제	보충제	보충제	보충제	보충제	보충제	보충제	보충제
	다른 음료 또는 차 (인삼, 대추)	다른 음료 또는 차 (인삼, 대추)	다른 음료 또는 차 (인삼, 대추)	다른 음료 또는 차 (인삼, 대추)	다른 음료 또는 차 (인삼, 대추)	다른 음료 또는 차 (인삼, 대추)	다른 음료 또는 차 (인삼, 대추)
이른 저녁	이른 저녁	이른 저녁	이른 저녁	이른 저녁	이른 저녁	이른 저녁	이른 저녁
	닭가슴살샐러드** (피망, 양파, 토마토)	닭고기와 단근야채볶음	두부와 단근야채볶음	소고기샐러드 (피망, 양파, 토마토)	닭고기와 단근야채볶음	두부와 단근야채볶음	통닭튀김과 무절임

* 배고픔을 완화하기 위함
** 위장 장애가 있는 분은 반드시 익힐 것

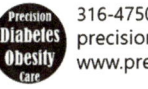
316-4750 Yonge St., Toronto, M2N 0J6, ON, Canada
precisiondiabetescare@gmail.com
www.precisiondiabetescare.com
  "정밀당뇨관리"
"Precision Diabetes Care"

Type S (해산물)

식사법 : 정밀 저당량식 & 주기단식(극소식)
1. 소식_ 규칙적인 극소식(30분~1시간 전 배고픔)
2. 규칙적인 식사_ 식사시간을 정할 것
3. 적정비율의 식사_ 채소, 어류, 곡류(아래 그림 참조)

채소	해산물	곡류
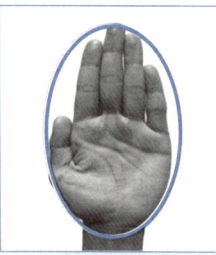	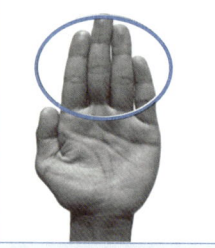	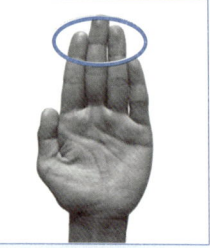
상추, 양배추, 오이, 미나리, 청경채, 방울양배추, 브로콜리, 꽃양배추(콜리플라워), 숙주, 애호박, 김, 대부분의 푸른 잎채소	바다생선(도미, 농어, 넙치, 가자미, 대구, 고등어, 삼치 등), 조개류(대합조개, 홍합, 관자, 굴 등), 새우, 게, 바닷가재, 오징어, 문어, 낙지, 계란, 팥, 녹두, 두부	백미, 메밀, 호밀 ＊**음료:** 차(메밀, 모과), 찬물

운동법 : 땀을 막는 운동(수영, 요가 등 주 3회 이상)
목욕법 : 미지근 또는 시원한 목욕
호흡법 : 날숨을 길게

 316-4750 Yonge St., Toronto, M2N 0J6, ON, Canada
precisiondiabetescare@gmail.com
www.precisiondiabetescare.com   "정밀당뇨관리"
"Precision Diabetes Care"

Type S: 일주일 식단 예시

*기후나 상황에 따라 변경 또는 응용 가능함

	Day 1	Day 2	Day 3	Day 4	Day 5	Day 6	Day 7
아침	계산오믈렛*, 물	채소오믈렛(브로콜리, 콜리플라워, 양배추), 메밀차	계란프라이	해물오믈렛(조개, 생선살), 메밀차	삶은 계란, 물	채소오믈렛(브로콜리, 콜리플라워, 양배추), 메밀차	해물(조개, 생선, 게살), 오믈렛케이크, 메밀차
보충제	보충제	보충제	보충제	보충제	보충제	보충제	보충제
물이나 메밀차	물이나 메밀차	물이나 메밀차	물이나 메밀차	물이나 메밀차	물이나 메밀차	물이나 메밀차	물이나 메밀차
이른 저녁	대구샐러드** (양채소, 오이)	런자샐러드 (양채소, 오이)	두부와 찜양배추	생선샐러드 (양채소, 오이)	생선샐러드 (양채소, 오이)	두부와 찜양배추	닭스타와 채소 (브로콜리, 콜리플라워, 양배추)

※ 배고픔을 완화하기 위함
※※ 위장 장애가 있는 분은 반드시 익힐 것

316-4750 Yonge St., Toronto, M2N 0J6, ON, Canada
precisiondiabetescare@gmail.com
www.precisiondiabetescare.com

"정밀당뇨관리"
"Precision Diabetes Care"

정밀저탄 & 주기단식을 통한
당뇨탈출

초판 1쇄 발행 2019년 12월 05일
초판 2쇄 발행 2020년 2월 25일

지은이 최연국
펴낸이 이미영

북디자인 빛

펴낸곳 웰다잉포유연구소
출판등록 2005년 5월 4일 제2005-000025호
주소 서울시 강북구 솔샘로 174, 127-102
전화 070-8621-0498
이메일 bookdesigner@hanmail.net
블로그 https://blog.naver.com/welldyingforu

ISBN 979-11-968555-0-5 03510

* 가격은 뒤표지에 있습니다.
* 잘못된 책은 바꾸어 드립니다.
* 이 책은 저작권법에 따라 보호를 받는 저작물이므로 무단 전재와 복제를 금합니다.

이 도서의 국립중앙도서관 출판예정도서목록(CIP)은
서지정보유통지원시스템 홈페이지(http://seoji.nl.go.kr)와
국가자료종합목록시스템(http://www.nl.go.kr/kolisnet)에서 이용하실 수 있습니다.